NOTIONS

ÉLÉMENTAIRES ET PRATIQUES

D'HYGIÈNE MILITAIRE

LYON

IMPRIMERIE DE LOUIS PERRIN,

Rue d'Amboise, 6.

1861

NOTIONS

ÉLÉMENTAIRES ET PRATIQUES

D'HYGIÈNE MILITAIRE

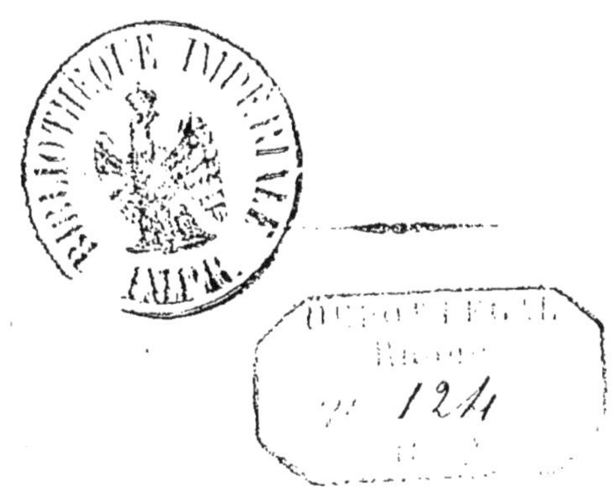

LYON

IMPRIMERIE DE LOUIS PERRIN,
Rue d'Amboise, 6.

1861.

A mon Père.

PRÉFACE.

Chargé par M. le Général de Division de Wimpffen de faire quelques conférences d'hygiène militaire à MM. les Officiers et Sous-Officiers de la 1re Division d'Infanterie de l'armée de Lyon, nous avons tâché de ne présenter que des notions élémentaires et pratiques basées sur l'observation et sur des faits acquis. Nous avons élagué de cette science si vaste tout ce qui, dans notre sujet, ne nous a pas paru être d'une indispensable utilité. L'*Hygiène publique et privée* de M. l'inspecteur Michel Lévy, l'*Hygiène militaire* de M. Mutel, celle de M. Rossignol, *Nos Armées en campagne* de M. Quignet, les circulaires du Conseil de santé relatives à l'hygiène des corps de troupes, nous ont été du plus grand secours et nous y avons puisé largement, souvent même textuellement. Les notions militaires que nous avons dû faire entrer dans une partie de notre travail, émanent d'une haute et compétente autorité. Enfin, après avoir traité des conditions hygiéniques de l'habitation et de la nourriture du soldat en campagne, nous avons cru devoir faire suivre ces deux conférences de considérations sur les épidémies de choléra, de typhus et de scorbut qui ont sévi si cruellement sur l'armée d'Orient.

Nous avons reproduit, d'après la relation médico-chirurgicale de la campagne d'Orient de M. Scrive, les mesures prophylactiques indiquées par notre savant inspecteur pour prévenir et combatre ces fléaux.

Après avoir tracé d'après les instructions du Conseil de santé les secours à donner aux asphyxiés, nous avons terminé par quelques notions de chirurgie pratique, nous contentant d'indiquer les soins à donner en l'absence du médecin à un blessé atteint d'hémorrhagie ou d'un accident traumatique grave. Pour cela nous nous sommes borné à développer les excellents principes de chirurgie populaire de Mayor de Lausanne, dont nous nous sommes uniquement inspiré.

Si ce petit ouvrage voit le jour, c'est grâce à la haute initiative de M. le Général de Division de Wimpffen et à celle de MM. les Officiers de sa division, qui ont bien voulu, malgré ses nombreuses imperfections, en demander l'impression. Nous ne nous abusons pas sur sa valeur; son seul mérite, s'il en a un, est de présenter, groupées, des matières qui se trouvent éparpillées dans plusieurs ouvrages où nous avons dû les colliger.

Dr E. THOMAS,

Médecin aide-major de 1re classe au 1er bataillon
de Chasseurs à pied.

Lyon, 4 novembre 1861.

NOTIONS

ÉLÉMENTAIRES ET PRATIQUES

D'HYGIÈNE MILITAIRE.

PREMIÈRE CONFÉRENCE.

Définition de l'hygiène. Introduction. Recrutement, profession militaire, incorporation. Casernes. De l'air confiné et de ses effets. Conditions de salubrité générale. Historique des casernes. Mauvaises conditions hygiéniques d'un grand nombre de casernes. Chambrées, salles de police; cours, latrines, cuisines, corps de garde.

Vêtements du soldat en garnison. Habit, bonnet de police, pantalon, jambières, souliers, guêtres. Vêtements de drap.

Propreté du corps, fonctions de la peau. Bains, natation, gymnastique.

L'hygiène est la partie de la médecine qui fait connaître les conditions de la santé et les moyens de la conserver.

Les notions d'hygiène qui font l'objet de ce travail sont élémentaires et essentiellement pratiques; leur application journalière est d'une indispensable utilité dans le fonctionnement des armées en garnison et en campagne.

Nous examinerons successivement les différentes phases par lesquelles passe le soldat à partir de son incorporation, nous le suivrons en garnison et en campagne, indiquant les modifications hygiéniques qu'entraîne son séjour en temps de paix, dans les casernes; en temps de guerre, sur un sol ennemi et presque toujours privé de ressources; enfin les moyens généraux à prendre pour la conservation d'un effectif apte à combattre.

RECRUTEMENT. — L'armée se recrute par trois modes d'admission : le tirage au sort, le remplacement et les rengagements, les engagements volontaires.

APPELÉS. — La loi impose à tout Français, par le tirage au sort, la chance de paraître pendant sept ans sous les drapeaux. Il importe dès l'abord que les contingents provenant de ce mode d'admission soient composés de sujets vigoureux et aptes à se plier à la vie militaire. En éloignant sur-le-champ les éléments faibles ou douteux, non-seulement on économise les deniers de l'État, mais encore on conserve à la société des hommes qui vivront peut-être dans les conditions de la vie civile, et dont la constitution succomberait sous les épreuves de la vie militaire.

Remplaçants. — Ce que nous disons du jeune soldat, quant à l'examen scrupuleux qu'il doit subir avant son admission, doit être appliqué d'une manière plus rigoureuse encore au remplaçant. Celui-ci, en effet, dissimule bien souvent, au moment où il se présente pour servir dans l'armée moyennant finances, des affections qu'il fera valoir un jour pour se délivrer des entraves de la vie militaire et éviter l'exécution complète de son mandat.

Engagés volontaires. — Reste l'engagé volontaire que la loi admet sous les drapeaux à l'âge de dix-sept ans.

La sagesse conseille d'être très-réservé pour l'admission de jeunes gens qui, après avoir vu le métier des armes par son beau côté et à travers le prisme de leur âge, sont quelquefois trahis par leurs forces, ne savent souvent opposer aucune résistance au découragement, quand est venu le moment de la fatigue et des privations; et chez lesquels la nostalgie et le dégoût de la vie militaire achèvent de porter les derniers coups à un organisme encore imparfait.

Incorporation. Profession militaire. — Le soldat entre donc par trois portes différentes dans cette nouvelle carrière qui doit modifier tout à coup sa condition d'existence et sa manière de vivre. Ce n'est pas sans danger que s'accomplira sa métamorphose; il faudra du temps pour que sa constitution se façonne aux exigences de la vie en commun, à ses nouvelles occupations, à sa nouvelle nourriture; pour que son esprit, préoccupé des souvenirs qui le ramènent à sa famille et au foyer qui l'a vu naître, surmonte la tristesse incessante que redoublent quelquefois la rudesse du commandement, les plaisanteries des camarades, la sévérité des punitions. Il aura de la peine à se faire dès l'abord à la régularité d'allures et de tenue que comportent les règlements militaires, à cette série d'appels, de corvées, d'exercices que le service ramène avec une fastidieuse régularité; son estomac s'accoutumera difficilement à l'uniformité de son nouveau régime. Mais une surveillance bien entendue, une administration juste, ferme, paternelle, suffiront presque toujours à neutraliser les influences déprimantes de ces premières épreuves physiques et morales et, à part quelques victimes d'une invincible nostalgie, le jeune soldat ne tardera pas à reprendre courage et à voir sous des couleurs moins sombres l'avenir que lui a fait la loi du recrutement.

On a comparé avec beaucoup de raison les différentes phases par lesquelles le jeune soldat est obligé de passer avant d'être fait à la vie militaire, aux épreuves que doit subir le colon qui a quitté son pays pour habiter un autre climat. Ce dernier ne sera acclimaté que quand il aura pris les habitudes, la manière de vivre et jusqu'au cachet extérieur des habitants de sa nouvelle patrie. Ce n'est pas sans un grand ébranlement physique et moral, sans des troubles et des souffrances retentissant violemment sur l'organisme, que s'opèrera le nivellement complet de toutes les individualités qui composent un régiment. Mais une fois que le jeune soldat aura conquis, ce que nous appellerons son acclimatement militaire, une nouvelle vie s'ouvrira pour lui; aux regrets succèdera la religion du drapeau; il retrouvera une famille dans ses compagnons d'armes; il sera fier de la solidarité qui l'attache, comme ses égaux et comme ses chefs, au numéro de son régiment.

Le soldat est arrivé au corps; on le loge, on

l'habille, on l'arme, on le nourrit. Nous allons examiner successivement les conditions hygiéniques de l'habitation, de l'habillement et de la nourriture du soldat en garnison et en campagne.

CASERNES. — *De l'air confiné et de ses effets.* — Nous disons plus haut que la profession militaire constitue, pour le jeune soldat nouvellement incorporé, une véritable imminence morbide. Nous allons en effet découvrir dans les nouvelles conditions d'habitation auxquelles il est soumis, l'origine d'un grand nombre d'affections qui lui sont pour ainsi dire propres et qui sont dues aux influences du couchage en commun et à la réclusion nocturne dans les corps de garde, salles de police, etc.

Il faut à l'homme, pour que ses fonctions respiratoires et celles qui en dépendent s'accomplissent normalement, une ration d'air atmosphérique de six mètres cubes par heure (*). Artisans ou labou-

(*) M. Péclet est arrivé à ce chiffre de six mètres cubes en calculant le volume d'air nécessaire pour dissoudre les produits de la transpiration. Pour un homme, la quantité d'eau produite par l'exhalation pulmonaire et cutanée en 24 heures varie de 800 à 1,000 grammes; la moyenne est donc de 38

reurs avant leur entrée au service, bien peu de jeunes soldats possédaient dans leurs demeures une ration aussi large d'air respirable. Le plus grand nombre au contraire quittent pour la caserne des habitations malsaines, mais dont les mauvaises conditions hygiéniques n'avaient pas eu pour eux les conséquences morbides de l'habitation en commun. Trop souvent en effet, par suite de l'encombrement des salles, et du défaut de ventilation, l'air des chambrées se trouve saturé de vapeurs qui se dégagent de la surface des corps; ces vapeurs dissolvent et entraînent avec elles des matières animales dont l'odeur fait deviner la présence et qui sont sans contredit la cause la plus puissante d'insalubrité. Ces miasmes, produits de la transpiration pulmonaire, de l'exhalation cutanée et des sécrétions, échappent à l'analyse chimique par l'exiguité de leurs proportions; mais, portés par l'absorption dans le torrent cir

grammes par heure. Dans l'air à 15° et déjà à demi saturé de vapeur, il faut pour dissoudre ce poids de 38 grammes de vapeurs produites, 5 mètres 84 centimètres cubes.

En se basant sur la quantité d'acide carbonique produit par la respiration, sans faire entrer en ligne de compte la vapeur d'eau, on arrive à trouver qu'il faut à l'homme 1|3 de mètre cube d'air par heure, pour que le même air ne passe qu'une fois dans les poumons, chiffre tout à fait insuffisant.

culatoire, ils agissent sur l'économie comme un poison spécial.

Conditions de salubrité générale. Historique. Mauvaises conditions hygiéniques d'un grand nombre de casernes. — Pour parer à ces funestes inconvénients, il faudrait que les casernes réunissent toutes les conditions de salubrité désirables. Elles devraient être construites sur des terrains secs, un peu élevés, en dehors des habitations environnantes et à une certaine distance de celles-ci, afin que l'air puisse circuler librement autour des bâtiments. Que leurs façades soient dirigées du côté du nord-est ou du levant dans les climats chauds, du côté du midi dans les pays froids. Les corps de bâtiments, pour pouvoir être exposés à l'une de ces directions, seraient placés parallèlement et séparés par un vaste espace formant cours; leurs extrémités pourraient être réunies par des pavillons qu'on affecterait aux magasins, cuisines, etc. L'adoption d'une hauteur de cinq mètres pour les chambres de construction nouvelle rendrait matériellement impossible une réduction exagérée dans le volume d'air réservé à chaque soldat. Avec des conditions favorables de ventilation (fenêtres nombreuses percées à l'opposite), une capacité de 16 mètres cubes par homme pourrait suffire aux exigences de la salubrité sans le secours de la ventilation artificielle.

Louis XIV fit paraître, le 3 décembre 1691, la première ordonnance ayant trait au casernement des troupes. Vauban fut chargé par lui d'élever, dans les principales villes de guerre du royaume, des casernes dont la disposition pût se rattacher à un système de défense générale, disposition par laquelle l'hygiène est souvent sacrifiée aux besoins de la défense. Les désordres financiers du règne de Louis XV firent interrompre la construction des casernes. Toutefois, on autorisa les villes qui désiraient se soustraire à la corvée du logement militaire, à en élever à leurs frais. La ville de Metz dut à la munificence de l'un de ses évêques d'être dotée d'une caserne qui porte le nom de ce prélat généreux. Le nombre exceptionnel d'armées que la Convention dut mettre sur pied, pour lutter contre la guerre civile et l'Europe coalisée, exigea l'improvisation d'un système de casernement, et l'on satisfit à l'urgence des besoins, en transformant en casernes des couvents, des églises, etc. Un grand nombre de ces bâtiments ont conservé depuis cette époque leur destination nouvelle, et, malgré de dispendieuses transformations, ils présentent encore des vices de distribution intérieure incompatibles avec de bonnes conditions de salubrité. Leurs chambres sont en général mal exposées, mal aérées; on y trouve de vastes salles qui sont ménagées dans la profondeur du bâtiment au lieu de régner parallèlement à la façade, et qui ne reçoivent l'air et la lumière que par de rares croisées placées aux deux extrémités.

Comme tout local destiné à renfermer un grand nombre d'individus, une caserne ne peut être salubre qu'autant que la lumière et l'air y ont un libre accès, et que des soins bien entendus et une surveillance constante y entretiennent la plus irréprochable propreté. Que les fenêtres et les portes soient bien closes pendant la nuit; quand elles ferment mal, elles procurent, il est vrai, un supplément notable de ration atmosphérique aux habitants d'une chambrée; mais il faut pourvoir aux besoins de la respiration autrement que par la défectuosité des jointures; les entrées et les sorties pendant la nuit, si elles ont pour effet d'atténuer le méphitisme des salles, troublent le sommeil des hommes, et les exposent à des courants d'air froid. C'est cependant en faisant entrer en ligne de compte ces conditions anormales d'aération, que la Commission militire a fixé à 14 mètres cubes, par nuit et par homme, la ration d'air basée sur une moyenne de 8 heures de séjour au lit. Mais il n'est personne qui, ayant pénétré de nuit dans certaines chambrées, puisse oublier la fétidité de leur atmosphère. Aussi doit-on, peut-être, mettre au premier rang des causes des fréquentes épidémies de fièvre typhoïde qui sévissent sur l'armée, la mauvaise qualité d'air que respire le soldat, mauvaise qualité qui réagit avec d'autant plus de force sur sa constitution, que son sommeil, pris dans ces conditions, cesse d'être réparateur. Que les lits soient disposés de manière à ce que les hommes ne souffrent pas des courants d'air. Qu'on ne permette jamais que les lits soient rapprochés jusqu'au contact ; qu'ils soient toujours écartés au moins de cinquante centimètres : sinon, la zône de respiration de chaque homme empiète sur celle de son voisin, et l'un et l'autre respirent un air plus impur et participant davantage aux qualités de l'air expiré.

Chambrées. — Le propreté la plus minutieuse doit régner constamment dans les chambrées, les corridors et les escaliers. Les bancs, les planches à pain, les râteliers d'armes doivent être essuyés après chaque balayage ; les tables seront cirées. Défense doit être faite de faire sécher du linge dans les chambres, de s'y laver les mains ou le visage, d'y introduire des fleurs ou toute espèce de substance fortement odorante; tout ce qui peut entretenir l'humidité devra être fait au dehors. Aussitôt l'homme levé et habillé, les fenêtres seront largement ouvertes, les fournitures de couchage resteront exposées au grand air pendant une heure au moins, avant que le lit soit refait. Les couvertures seront brossées, secouées et exposées à l'air une fois par semaine en été, tous les quinze jours en hiver. Les hommes ne devront pas se coucher sur leurs lits avec leurs souliers, ni s'y placer pour nettoyer leurs armes et leurs effets d'équipement. Les tréteaux et les planches du lit seront nettoyés et lavés de temps à autre; ces soins quelquefois répétés empêcheront la propagation de la vermine. Au retour soit du gymnase, soit d'une prise d'armes, quand le soldat est en sueur, il faut lui défendre de se déshabiller et de puiser dans des courants d'air une fraîcheur agréable sur le moment, mais dont l'action sur l'économie peut avoir les plus funestes conséquences. Il sera bon d'exiger que les fenêtres restent fermées au moins pendant le premier quart d'heure qui suivra la rentrée de la troupe, et que les sous-officiers forcent par leur présence les hommes à rester vêtus.

Salles de police. — Les salles de police pèchent généralement contre toutes les règles de l'hygiène; placées presque toujours au rez-de-chaussée, elles sont peu aérées et mal exposées. Les lieux de punition doivent être assez élevés au-dessus du sol, pour être garantis de l'humidité; ils doivent réunir les deux conditions de sûreté et de salubrité ; celle-ci ne doit jamais être complètement sacrifiée à la première. L'air et la lumière y pénètreront par des fenêtres dont les grillages, tout en empêchant de voir et de communiquer au dehors, ne gêneront pas trop le renouvellement normal de l'atmosphère. On ne mettra dans la même salle de discipline qu'un nombre d'individus voulu, pour qu'ils y respirent un air salubre. Une demi-fourniture sera accordée à chaque homme puni. Le linge de corps sera changé exactement une fois la semaine ; les couvertures, capotes, pantalons seront souvent exposés à l'air, secoués et brossés; on évitera ainsi la vermine. Si la détention des hommes punis est de longue durée, on les conduira journellement à l'air libre pendant une heure au moins. Les baquets seront vidés et lavés à grande eau plusieurs fois par jour, puis frottés avec de la suie (50 grammes de suie de houille, désinfectent 40 litres d'urine).

Cours des casernes. Cuisines. Latrines. — Les

cours des casernes doivent être pavées, disposées en pente, plantées d'arbres, larges et spacieuses; elles doivent être balayées matin et soir; on n'y laissera séjourner ni boue ni immondices; on n'y laissera pas croître d'herbe; les eaux grasses provenant des cuisines, des ordinaires et des cantines, et celles des buanderies devront être rapidement écoulées au dehors; car, en se corrompant, elles peuvent devenir une cause puissante d'insalubrité.

Il serait à désirer que l'asphalte remplaçât le pavage du sol des cuisines. Cette modification permettrait le lavage à grande eau et empêcherait le dégagement d'émanations insalubres provenant des eaux plus ou moins grasses qui séjournent dans les interstices des pavés.

Les latrines seront assainies au moyen d'un tuyau d'appel. Elles seront exposées autant que possible au nord des bâtiments, assez éloignées de ceux-ci pour que l'odeur qui s'en dégage n'y pénètre point; assez rapprochées pour que le soldat puisse y aller à toute heure sans être incommodé. On devra lui ordonner, sous les peines les plus sévères, de se vêtir pour s'y rendre; on ne saurait croire combien d'affections aiguës (angine, rhume, fluxion de poitrine, rhumatisme articulaire aigu, etc.) prennent leur origine dans les refroidissements contractés par des hommes, qui, forcés de se déranger la nuit, ne prennent pas le soin de se vêtir. Les dalles formant le plancher des latrines devront être inclinées ; des rigoles seront faites pour recueillir l'urine et la conduire dans la fosse. Elles seront nettoyées à grande eau deux fois par jour au moins ; on les désinfectera de temps à autre, et quand on le jugera nécessaire, en y répandant une solution de chlorure de chaux.

CORPS DE GARDE. — La propreté la plus grande doit régner dans les corps de garde ; l'air y sera fréquemment renouvelé ; quand le temps le permettra, on devra s'opposer à l'agglomération des hommes et à leur séjour trop prolongé dans l'intérieur du poste. En hiver par les froids vifs, les sous-officiers et caporaux de garde veilleront à ce que les soldats qui vont prendre leur faction aient leurs vêtements bien boutonnés, à ce qu'ils se revêtent, aussitot leur arrivée à la guérite, de la capote à capuchon ; à ce que, à leur rentrée au poste, ils ne se rapprochent pas subitement du poële pendant qu'ils sont encore transis de froid. Le chauffage enfin devra être régulier sans alternative de froid et de trop grande chaleur. On ne saurait assez insister sur le danger d'une température trop élevée, exerçant son influence sur des hommes soumis sans transition à un froid vif et prolongé.

Vêtements du soldat — L'habillement actuel de la troupe ne laisse presque rien à désirer sous le rapport hygiénique ; la légèreté du shako pourvu de ventouses, le remplacement définitif du col par la cravate, l'ampleur du nouveau pantalon, sont de véritables progrès réalisés dans la tenue du soldat.

Habit. — Peut-être le nouvel habit a-t-il l'inconvénient de ne pas assez couvrir l'abdomen que l'ancienne tunique protégeait d'une manière plus efficace. Il est vrai que les larges plis du nouveau pantalon offrent à cette région une couche protectrice plus épaisse que l'ancien.

Bonnet de police. — Il eût été à désirer que le bonnet de police ne vînt pas supplanter le képy, dont on avait cependant constaté les avantages en Afrique, en Crimée et en Italie. Ce n'est certes pas par la beauté de sa forme que cette nouvelle coiffure peut racheter ses nombreux inconvénients, dont le moindre est d'exposer le soldat aux insolations et aux ophthalmies. Espérons qu'on nous rendra le képy, cette coiffure toute française, qui préserve aussi bien du froid, et dont la visière protège le visage et la vue contre le soleil, la pluie et la poussière.

JAMBIÈRES. — La jambière, destinée à protéger la jambe contre l'action des agents extérieurs et à raffermir les muscles du mollet en contenant leur jeu, doit être appliquée de manière à ne pas exercer une constriction sur la partie supérieure de la jambe; constriction qui, en gênant la circulation, amènerait le gonflement du pied, et aurait, comme celle de la jarretière, l'inconvénient de prédisposer aux varices, et d'en déterminer même la production, si l'application maladroite de ce vêtement était prolongée. Cet inconvénient est presque inévitable chez les hommes qui ont les muscles peu développés et qui sont forcés, pour bien fixer la jambière, d'en serrer outre mesure la courroie supérieure. Elle doit être maintenue, au moyen d'un corps gras, dans un état convenable d'élasticité. Les hommes qui ne portent pas de caleçon, auront le soin d'envelopper de linge propre la partie du mollet recouverte par la jambière; ils éviteront ainsi les excoriations et les éruptions cutanées. On devra, en outre, en nettoyer de temps à autre la partie interne, afin d'y éviter l'accumulation des produits de la sueur et de l'exfoliation de la peau.

Souliers et Guêtres. — L'intérieur des souliers et des guêtres devra être lavé toutes les semaines une fois au moins. On fera ainsi disparaître la crasse qui les infecte et qui en raccornit le cuir; celui-ci, une fois séché, reprendra toute sa souplesse sous l'influence d'une onction de graisse.

La guêtre en cuir a de grands inconvénients, surtout en campagne. Elle se raccornit outre mesure sous l'influence de l'eau et de la sueur. Les plis qui se forment sur le coude-pied, deviennent durs et ne tardent pas à blesser les parties avec lesquelles ils sont en conctact. La guêtre en drap et celle en toile lui sont bien préférables.

Vêtements de drap. — Il faudra souvent brosser les vêtements de drap, les battre et les exposer à l'air sec, car les étoffes de laine retiennent les miasmes et contractent de mauvaises odeurs par suite de la décomposition de la sueur dont ils s'imprègnent. On lavera, toutes les fois qu'elles seront sâlies, les doublures des manches et du dos des habits, des vestes et des capotes. Il serait bon d'assujettir le soldat à porter en tout temps un caleçon; on préviendrait ainsi la souillure du pantalon et par suite l'irritation de la peau des membres inférieurs. Dans le cas où il ne porte pas de caleçon, on doit l'astreindre à laver de temps à autre son pantalon à l'intérieur et à l'extérieur.

PROPRETÉ DU CORPS. FONCTIONS DE LA PEAU. BAINS FRAIS. NATATION. — On exigera que les hommes se lavent soigneusement le visage et les mains chaque jour au lever, et que les pieds soient lavés une fois par semaine en été, une fois par mois en hiver. On veillera à ce que toute la périphérie du corps soit maintenue dans un état continuel de propreté. Pour que les fonctions de la peau se fassent normalement, il faut éviter qu'elle reste trop longtemps recouverte par le produit du mélange de la sueur, de la poussière et de l'exfoliation de la peau.

La peau sécrète, exhale et absorbe; ses fonctions offrent une certaine analogie avec celles du poumon; elles n'en diffèrent même que parce que la quantité d'acide carbonique exhalé par la peau et la quantité d'oxigène absorbé sont beaucoup plus petites, tandis que la vapeur d'eau qui s'échappe par l'évaporation cutanée est plus considérable.

L'intégrité de ses fonctions est donc nécessaire

pour un bon état de santé; elle diminue pour l'homme la chance des affections des organes respiratoires et abdominaux, des maladies catarrhales et hémorrhoïdaires. D'après certains physiologistes, la plus active des causes qui contribuent à multiplier parmi nous ces maladies, c'est notre négligence à entretenir notre peau dans un état continuel de propreté et de vigueur par l'usage des bains; chez un grand nombre d'hommes, en effet, elle est obstruée, privée d'action; et cependant personne n'ignore que son entretien est nécessaire à la santé des animaux. Négligez de laver, de bouchonner et d'étriller un cheval, il ne tardera pas à tomber malade.

Il ne faut donc pas négliger de faire baigner la troupe aussitôt que la température le permet. Les bains frais doivent être pris dans une eau courante, à la température de 20 à 28 degrés centigrades; c'est le meilleur moyen de combattre l'action déprimante des chaleurs, et de maintenir le soldat dans un état de vigueur qui lui permette de résister aux fatigues pendant la saison chaude.

Rien n'est plus salutaire pour de jeunes hommes presque tous vigoureux, que l'habitude de se baigner une fois par semaine. Le bain frais accroît la contractilité musculaire, augmente l'appétit, facilite la digestion, tempère la chaleur du corps et fortifie même les constitutions molles ou lymphatiques.

La première sensation que l'on éprouve en entrant au bain ne doit pas être pénible ; le contact de l'eau doit produire une simple impression de fraîcheur, peu ou point d'horripilation, une légère sensation de plénitude à la tête ; la respiration est un peu haletante au début, mais bientôt elle se ralentit, et avec elle la circulation et l'exhalation ; l'absorption au contraire s'active et, par suite, la sécrétion urinaire. Au fur et à mesure que le séjour du baigneur dans l'eau se prolonge, il éprouve une sensation de bien-être, due à la soustraction progressive du calorique, à l'absorption de l'eau qui, transportée dans le torrent circulatoire, dilue le sang et diminue son action excitante sur les organes. Mais il ne faut pas continuer de séjourner dans l'eau une fois que la sensation est devenue désagréable. On devra proportionner la température et la durée du séjour à la faculté dont jouira l'individu de résister à la sédation qui s'établit en premier lieu. Le thermomètre ne peut pas fournir pour cela des données certaines ; tel individu éprouvera dans une eau froide la sensation désirable pour obtenir une excitation agréable ; tel autre éprouvera dans un bain simplement frais un froid provocateur d'une excitation maladive.

La durée ordinaire du bain frais est d'un quart

d'heure ; on doit en sortir plus tôt si, loin de se dissiper par degrés, ces effets primitifs ne font que s'accroître, si la douleur de tête devient vive, si l'horripilation augmente.

Les précautions à prendre consistent : à avoir l'estomac libre, à se tenir à l'abri du soleil, à se livrer à des mouvements et surtout à la natation, afin de favoriser la réaction générale ; à sortir de l'eau quand la sensation de froid commence à devenir incommode; à ne point entrer dans l'eau quand on est échauffé ou en sueur ; à se mouiller la tête quand on entre dans l'eau peu à peu; à s'habiller promptement après s'être essuyé ; à faire de l'exercice après la sortie du bain, pour peu que l'on éprouve une sensation de froid; enfin, à éviter de se baigner pendant l'orage ou quelque temps après.

Les mouvements que comporte la natation rendent l'action du bain plus favorable, en empêchant par le calorique qu'ils développent, le refroidissement subit ou progressif du corps. Les expériences de MM. Breschet et Becquerel ont prouvé que chaque contraction musculaire augmente d'un demi-degré la température d'un muscle ; or, la natation met en action presque tous les muscles du corps.

L'homme, en effet, par suite de sa configuration et à cause de sa pesanteur spécifique, se trouve dans des conditions défavorables pour nager. Sa station naturelle étant verticale et la tête étant la partie du corps, proportion gardée, la plus lourde, celle-ci a de la tendance, quand il est placé horizontalement, à l'entraîner au fond. Il ne peut donc se soutenir sur l'eau s'il ne présente à ce liquide la plus grande surface de son corps, et s'il n'exécute en même temps divers mouvements des membres supérieurs et inférieurs, mouvements de flexion, d'extension, d'adduction et d'abduction. Il faut que, dans la natation, comme dans tous les exercices violents du corps, la cage thorachique soit préalablement fixée, résultat qui ne peut s'obtenir que par l'introduction d'une plus grande quantité d'air dans les poumons et par l'occlusion de la glotte. La différence entre le poids du corps et celui du volume d'eau déplacé est assez faible, et, dans les profondes inspirations, l'air contenu dans la poitrine diminue assez le poids spécifique du corps pour qu'il devienne plus léger que l'eau.

La natation fortifie la constitution, développe les muscles, amène l'ampliation de la poitrine qu'elle oblige à gonfler et à maintenir dilatée par des inspirations profondes et soutenues.

Gymnastique. — La gymnastique produit, elle aussi, des effets salutaires incontestables. Elle exerce une influence heureuse sur la santé des troupes, entretient les forces et accélère le développement musculaire, rend la constitution plus robuste, augmente chez ceux qui s'y livrent la somme de résistance à opposer aux maladies. Elle convient plus particulièrement aux individus lymphatiques dont elle modifie heureusement la constitution ; elle préserve de l'obésité, et peut même, jusqu'à un certain point, la combattre ; mais elle est nuisible, dangereuse même pour les personnes à tempérament sanguin très-prononcé, que des mouvements trop actifs exposeraient aux hémorrhagies et aux congestions cérébrales.

Les exercices gymnastiques doivent être peu prolongés. Les hommes qui s'y livreront seront à jeun ou auront pris leur repas trois heures au moins avant ; on choisira le moment de la journée où la température est la plus favorable : en été, le matin et le soir pour éviter l'ardeur du soleil. Les hommes seront couverts de vêtements légers et amples ; ils auront soin de porter la ceinture de gymnastique ; ils ne conserveront ni col, ni cravate ; aucun lien ne leur comprimera le corps, rien ne gênera le jeu des muscles ni la circulation. Ces exercices doivent, s'ils sont pénibles, être entrecoupés par de fréquents repos ; ceux-ci seront de courte durée afin d'éviter les refroidissements si le corps est en sueur.

DEUXIÈME CONFÉRENCE.

Hygiène du soldat en campagne. Éliminations dans les rangs actifs destinés a entrer en campagne. Habillement. Ceinture de flanelle. Chaussures. Chemises.
Chemises de flanelle. Manteau imperméable. Chargement du soldat. Marches, heures de départ, halte, grande halte, buveurs d'eau. Marches de nuit. Marches forcées.
Choix du camp; soins de propreté, cuisine improvisée. Campement au voisinage des marais. Couchage. Tente-abri; ses avantages, ses inconvénients.
Camp permanent; tente-abri; routes; grande tente. Aération; gourbis, huttes et taupinières. Cuisines. Puisage de l'eau; fumiers, cadavres d'animaux, latrines.
Boisson journalière. Jeux; exercices d'adresse. Surveillance des cantines et débits. Camp d'hiver.
Prophylaxie du choléra, du typhus. Conclusion.

Nous avons examiné rapidement, dans notre première conférence, les règles à suivre dans le recrutement de l'armée ; nous avons insisté sur l'élimination immédiate des sujets faibles, ou même douteux. Une opération presque semblable devra être faite dans le régiment appelé à entrer en campagne et le dépôt recevra, avant le départ du corps, tous les hommes qui ne paraîtront pas aptes à supporter les labeurs de la guerre. On débarrassera ainsi les rangs actifs des sujets usés par l'âge ou fatigués par des maladies antérieures, des jeunes gens dont la constitution encore imparfaite succomberait aux premières épreuves, enfin des hommes auxquels des affections chroniques ou de vieilles blessures ne permettent plus de faire de longues marches. Le service de ces soldats plus ou moins valétudinaires ne sera pas perdu pour l'Etat, qui les emploiera à l'intérieur; et, en agissant ainsi, on ne courra pas le risque de voir, au début de la campagne, les ambulances se remplir et se trouver encombrées au moment où arrivent les premiers blessés. On devra aussi éviter, autant que possible, que les corps soient formés exclusivement de soldats trop jeunes. Les exemples sont nombreux, dans notre histoire contemporaine, des tristes conséquences qui peuvent résulter d'une composition semblable ; sans rappeler la campagne de 1809, où l'armée composée par moitié de soldats de vingt ans sema sa route de malades jusqu'à Vienne, on sait combien eut à souffrir la division qui, débarquée la dernière devant Sébastopol, après avoir envoyé de France presque tous ses vieux soldats aux corps qui l'avaient précédée en Orient, offrait un effectif formé en grande partie de jeunes gens. Il ne faut pas oublier que le plus terrible ennemi à vaincre à la guerre n'est pas celui que l'on attaque à coups de canon, mais bien celui auquel on doit opposer une résistance de tous les instants, et qui a à son service la fatigue, les éléments atmosphériques, les privations de tous genres. Pendant les six derniers mois de l'année 1855, qui ont été marqués par les actions les plus décisives du siége de Sébastopol, l'armée a donné en Crimée 22,000 blessés par le feu de l'ennemi, et passé 100,000 malades, de tous genres.

HABILLEMENT DU SOLDAT EN CAMPAGNE. — On s'occupera tout d'abord de l'habillement du soldat qui doit entrer en campagne. On tâchera, autant que faire se pourra, que ses vêtements soient sinon neufs, du moins qu'ils présentent les éléments d'une bonne durée. Qu'on n'oublie pas de lui délivrer une ceinture de flanelle. Si on ne la lui fait pas porter de suite, on ne devra pas négliger, aussitôt que le médecin lui donnera l'ordre de la revêtir, d'exiger sévèrement qu'il obtempère à cette injonction. En général, il préfère de beaucoup à cette ceinture qui se porte directement sur la peau, la longue bande d'étoffe de laine bleue ou rouge qui fait partie de la tenue des zouaves et des tirailleurs indigènes, et qui est loin de posséder les mêmes qualités que la ceinture de flanelle.

On devra apporter la plus grande attention sur le choix des chaussures que délivrent les magasins. Les souliers ne devront être ni trop grands ni trop petits, bien maintenir le pied à l'aide de la guêtre et avoir été déjà brisés à la marche avant le départ. On ne surveille peut-être pas assez cette petite opération qui, futile en apparence, peut avoir de graves conséquences, si elle est faite sans soins et sans attention ; l'homme blessé fatigue incomparablement plus que son camarade dont les pieds sont en bon état.

Que ses chemises soient neuves ou presque neuves ; elles se détérioreront très-vite en campagne, et l'occasion sera rare peut-être de les remplacer. Qu'il soit aussi pourvu d'un caleçon.

Chemises de flanelle. Manteau imperméable. — L'officier fera bien de se munir de deux ceintures et de deux chemises de flanelle ; ces objets, qui ne surchargeront pas son bagage, lui seront de la plus grande utilité et le préserveront de bien des maladies. Il ne devra pas négliger de se pourvoir d'un manteau en caoutchouc. Ce vêtement imperméable a, il est vrai, l'inconvénient de placer l'homme dans les conditions de l'étuve humide, en concentrant trop la chaleur et en condensant à sa face interne la vapeur et la transpiration catanée qui ne peut traverser son tissu. Malgré ce défaut, l'avantage du manteau en caoutchouc est bien apprécié, quand on est exposé à une pluie battante pendant toute la durée d'une marche.

Chargement du soldat. Marches. Heures de départ, haltes, grande halte, buveurs d'eau. Marches de nuit, marches forcées. L'armée se met en route, les premières épreuves sont dures. Le soldat, outre son sac et ses armes, porte encore ses munitions, sa tente-abri, des vivres pour quatre, six et même huit jours, sans compter sa part des ustensiles de l'escouade. La répartition plus égale de ce poids total par un système ingénieux d'attaches a rendu sa charge moins pénible ; elle n'en est pas moins lourde aux jeunes épaules qui n'ont pas été accoutumées petit à petit à en supporter le poids.

On commet généralement une grande faute en temps de paix, c'est d'épargner trop souvent au soldat le port du sac. On devrait l'accoutumer progressivement au poids de son attirail militaire, et finir par lui faire porter dans toutes les promenades militaires et prises d'armes son sac avec chargement complet. Une bienveillance mal entendue a pour effet déplorable de livrer l'homme, au début d'une campagne, sans résistance à la fatigue qu'entraîne ce chargement, auquel il n'est pas fait, fatigue qui amène un prompt anéantissement des forces et qui fait sortir des rangs bien des soldats qui eussent été présents au feu, si, par de sages exercices antérieurs, on les eût accoutumés à supporter ce poids.

Qu'on ne mette l'homme en route ni trop tôt ni trop tard, à moins de nécessités stratégiques ou de chaleur excessive. Que, dans le cas où de nombreuses troupes doivent parcourir une même voie, les heures de départ soient données la veille, en rapport avec la marche de chaque fraction. Le commandant en chef doit savoir échelonner ses forces, de manière à éviter les acoups qui amènent des repos irréguliers, forcent souvent les hommes à attendre sac au dos et à prendre ensuite des allures rapides pour regagner les distances perdues. En principe, dans les repos, un bataillon doit se grouper afin de ne pas trop fractionner les distances ; les bataillons ne pas être éloignés les uns des autres, en marche comme au repos, de plus de trente à cinquante mètres, les régiments de 3 à 400 mètres, les brigades de 1,000 mètres. Ces distances permettront d'éviter les acoups, causés par la rencontre d'un point de la route difficile à parcourir. On doit aussi faire en sorte de ne pas mettre les troupes sous les armes beaucoup trop avant leur mise en marche. Le maréchal Bugeaud recommandait incessamment aux chefs de corps de ne point faire attendre, sac au dos, pendant un temps plus ou moins long, à leurs régiments le moment de suivre les corps qui les précédaient.

Que le soldat ait pu puiser de nouvelles forces dans une bonne quantité de sommeil et qu'une partie de la route soit faite avant la grande chaleur. Si le sommeil est indispensable à l'homme, lors même qu'il reste dans l'inaction, il doit être d'une plus longue durée et d'une nécessité plus absolue pour celui qui se livre à des travaux et à des exercices pénibles. Qu'on évite donc les marches de nuit et qu'elles n'aient lieu qu'en cas d'urgence.

Cependant une longue habitude transforme, pour ainsi dire, la nature de l'homme de guerre et finit par lui permettre de dormir et de se réveiller à volonté. Les fatigues agissent sur lui au point de lui faire trouver un sommeil profond et suffisamment réparateur à toute heure du jour ou de la nuit. De là, la possibilité de modifier les heures de marche, chose qui a souvent eu lieu dans nos guerres d'Afrique. Dans ce cas, il faut engager le soldat à profiter de son repos pour rechercher le sommeil, en attendant que l'expérience et le besoin lui en aient démontré la nécessité. Il faut, pour ainsi dire, lui apprendre à dormir, et pour cela le chef, après l'installation du bivouac, devra éviter de le déranger par des sonneries intempestives ou faites à propos de choses peu importantes; les détails qui ne sont pas urgents doivent être mis de côté quand ils peuvent nuire au repos du soldat. Après une marche fatigante, on ne doit pas hésiter à aller à l'encontre des distractions du soir; il faut proscrire les jeux bruyants et les conversations trop prolongées, et ne pas permettre à ceux qui peuvent braver impunément le manque de sommeil, d'empêcher ceux qui en ont besoin de goûter le repos.

Que, dans les premiers jours d'une campagne, les étapes soient courtes autant que possible; des débuts heureux en marche comme au combat, sont de bon augure et donnent une grande confiance aux hommes.

Que le pas soit bien règlé; en exagérant la vitesse de la marche, on arrive plus vite au gîte; mais on y arrive beaucoup plus fatigué, et bien souvent en semant la route de traînards, que l'on a de la peine à faire rejoindre, exténués, car ils n'ont pu bénéficier des petites haltes du gros de la troupe.

Les marches forcées trop souvent répétées provoquent une agitation générale, dérangent l'action de l'estomac, troublent l'exercice de la digestion, font naître un état fébrile, énervent toutes les forces du corps. L'acte de la respiration se trouble, le sang perd ses qualités intimes; les pertes du corps étant considérables, celui-ci maigrit d'une manière sensible et n'offre plus de résistance aux nombreuses causes de maladies qui viennent l'assaillir.

On évitera de faire les haltes dans des endroits trop aérés, comme le sommet d'une colline par exemple, et d'exposer ainsi les hommes mouillés de sueur à l'action d'un vent frais. Elles doivent être faites conformément aux prescriptions réglementaires, c'est-à-dire d'heure en heure. Elles permettront au soldat de satisfaire ses besoins, de parer à quelques inconvénients de sa tenue et de respirer un peu pour reprendre des forces; mais on doit éviter que ces pauses soient trop longues, et que l'homme en profite pour chercher un sommeil trop promptement interrompu pour être réparateur.

La grande halte se fera, autant que possible, à plus de la moitié du chemin qu'il y a à faire pour atteindre le bivouac; le soldat, qui a pris une soupe ou du café le matin avant le départ, en profite pour faire son second repas composé de pain ou de biscuit et de viande conservée de la veille. Qu'on lui laisse une heure pour cela, à moins qu'il pleuve ou qu'il fasse froid ; dans ce cas, il convient de ne lui donner que strictement le temps de manger et de le remettre en marche immédiatement après.

Dans le cas où une nécessité stratégique force l'armée à doubler sa marche, il faut, si le soldat n'a pas le temps de faire sa soupe, lui laisser au moins le temps de faire son café, qui, pris avec du biscuit ou du pain, suffira pour entretenir ses forces jusqu'au moment de l'arrivée, où il est indispensable de lui faire manger de la viande et des légumes.

C'est en général pendant la reprise de marche qui suit la grande halte, que la soif se fait le plus impérieusement sentir. L'estomac est alourdi, la chaleur est plus vive, la poussière plus abondante : bientôt est vide le petit bidon qui a dû être rempli le matin d'eau coupée d'infusion de café ; rencontre-t-on une source, une rivière, la troupe, si on ne l'en empêche, se débande pour se gorger d'eau. Dans ces circonstances, on devra défendre impitoyablement aux hommes, surtout s'ils sont en sueur, de boire de trop grandes quantités d'eau. Ce liquide pris en excès, non-seulement provoque un redoublement de sueur, affaiblit l'organisme, écœure l'estomac, amène la diarrhée, mais peut même produire des congestions fort graves en refoulant le sang vers la poitrine, la tête ou l'abdomen. Il sera donc bon, en pareil cas, de faire garder les gués et les sources par des hommes sûrs et solides et d'empêcher qui que ce soit d'y puiser trop abondamment.

Ou la veille du départ ou le matin de bonne heure, le commandant en chef doit faire informer les troupes s'il y a ou s'il n'y a pas de l'eau et du bois à la halte du déjeuner ou à l'étape; cet avertissement permettra à tous de s'approvisionner en liquide et en combustible et de parer à une éventualité désagréable.

L'absence d'eau sur la route doit encore déterminer le chef de la troupe à la faire voyager de manière à éviter la chaleur. En Algérie, ces deux causes réunies rendent souvent la marche impossible dans le milieu de la jonruée. Nos généraux reconnus les plus habiles mettent souvent les troupes en route avant le jour, parfois à 2 heures du matin, pour s'arrêter à 8 ou 9 heures, moment de la grande chaleur. Ils exigent alors la plus grande liberté pour le soldat qui, une fois sa nourriture absorbée, doit se livrer au repos et rechercher un sommeil nécessaire à la réparation des forces. On se remet en marche vers 3 ou 4 heures et on arrive au bivouac à 6 ou 7 heures au plus tard. Ici encore on ne s'occupe, une fois les tentes dressées, que du repas du soir, pour se livrer ensuite à un nouveau repos et y puiser une nouvelle vigueur.

Dans des temps et dans des conditions ordinaires on doit s'attacher à arriver à l'étape de bonne heure. Il faut non-seulement qu'il y ait de l'ordre dans le campement, mais encore qu'on fixe rapidement l'emplacement que doit occuper chaque fraction, et que la troupe ne perde pas en allées et en venues inutiles un temps d'autant plus précieux qu'il faut que le soldat vaque encore à de nombreuses occupations avant de pouvoir se livrer au repos.

Choix du camp. Installation. Soins de propreté. Cuisine improvisée. — Que l'on choisisse autant que possible pour y camper un terrain un peu élevé, sec, sablonneux, présentant une pente douce qui facilitera l'écoulement des eaux, placé aux environs d'une rivière, ou bien possédant des sources en quantité suffisante pour pourvoir d'eau hommes et chevaux. Il faut qu'on y trouve assez de bois pour fournir le combustible nécessaire à la cuisson des aliments, et, si le temps est froid ou humide, à l'alimentation des feux destinés à réchauffer les hommes ou à faire sécher leurs habits. On devra éviter, par tous les moyens, de faire coucher le soldat dans des vêtements mouillés ; il faut l'engager après qu'il est arrivé au gîte, une fois son installation terminée, avant de se mettre au repos, à changer de linge, à se laver la figure et les mains couvertes de poussière. Il devra de temps à autre se baigner les pieds ; sans cette précaution la matière grasse sécrétée par les follicules sébacés de ces parties et mêlée de poussière s'accumule autour des orteils et y forme une croute dure qui, en agissant pendant la marche comme un corps étranger placé entre le pied et le soulier, détermine des excoriations. On ne laissera pas trop pousser les ongles et l'on coupera carrément ceux des gros orteils, pour empêcher les bords de s'enfoncer dans les chairs. Quand des ampoules se sont formées, il faut se borner à les percer pour faire écouler la sérosité, en laissant l'épiderme en place.

Les ambulances et les magasins d'administration doivent être à portée de chaque corps ; le chef doit veiller à ce que la viande, le pain, le bois soient promptement mis à la disposition des hommes qui, du reste, doivent se distribuer le travail. Nos soldats d'Afrique à peine arrivés sont installés en quelques minutes ; pendant que l'un dresse la tente, l'autre va à l'eau, d'autres vont aux vivres sous la surveillance des sous-officiers. On improvise une cuisine, on creuse le sillon qui doit recevoir le combustible et sur les bords duquel s'appuient les marmites; ou bien on façonne un fourneau allongé au moyen de pierres placées bout à bout. En se partageant le travail avec une sage régularité, on dépense infiniment moins de forces et on gagne beaucoup de temps.

Campement au voisinage des marais. Précautions. — Les abris doivent être de la part du chef l'objet d'une surveillauce active et d'une sollicitude constante. Il faut éviter les lieux malpropres, bas, humides, fuir le voisinage des marais. Quand on ne le peut, on doit tâcher au moins de s'abriter contre leurs émanations par des replis de terrain, en se basant pour cela sur la direction des vents règnants, entretenir pendant la nuit des feux au voisinage du camp, exiger que les tentes restent fermées pendant la nuit, que les hommes soient exactement vêtus et bien couverts, et qu'ils ne rôdent pas une fois le soleil couché. Il sera urgent, en pareil cas, d'augmenter la dose de nourriture et de distribuer des rations supplémentaires de café, de vin ou d'eau-de-vie.

Couchage. — On prendra bien soin quand on

sera forcé de camper dans un endroit marécageux, de damer autant que possible le sol des tentes, après avoir préalablement enlevé les végétaux qui le recouvraient. Il faut faire tout ce que l'on peut pour éviter que le soldat couche dans la boue. Quand on n'a pas de paille à lui donner, c'est à lui à ramasser l'herbe sèche, la mousse, le foin, les branches feuillues, enfin tout ce qui pourra le soustraire au contact immédiat de la terre. Il évitera ainsi bien des maladies, et le sommeil dont il a tant besoin sera plus réparateur.

TENTE-ABRI. CAMP PERMANENT. COURS D'EAU. ROUTES. GRANDE TENTE. AÉRATION. GOURBIS, HUTTES ET TAUPINIÈRES. — La tente du soldat est un abri qui, bien que précaire, rend de grands services. Elle condamne, il est vrai, à une existence accroupie, se prête difficilement au nettoyage et aux réunions, mais elle sauvegarde le coucher et protège contre la fraîcheur des nuits et, bien qu'imparfaitement, contre la pluie. Nous disons, imparfaitement, parce que de par la disposition même de la tente, l'eau pénètre par le faîte et par les intervalles de jonction latéraux. En cas d'averse, il faut avoir bien soin, sous peine d'être envahi par l'eau, d'entourer la tente d'une rigole assez profonde pour lui donner un écoulement.

Si le camp doit être de quelque durée, les tentes-abris seront entourées, par groupes de trois ou quatre, de murs de pierre sèche ou de clayonnage, qui serviront d'écran protecteur contre le vent et dont la disposition ne devra pas gêner l'écoulement des eaux. Mais, quand on prévoit que le camp sera de longue durée, on doit pourvoir au plus tôt la troupe de grandes tentes.

Le terrain de l'installation permanente sera, autant que possible, à proximité d'un grand cours d'eau. Les avantages de ce voisinage sont incalculables au point de vue de la salubrité. Tout le monde sait en effet que les fleuves, les rivières communiquent à l'air un mouvement proportionné à la largeur de leur lit et à la rapidité de leur cours; sans compter qu'ils entraînent les immondices qui infecteraient l'air par leur stagnation et leur décomposition.

On se hâtera de sillonner le camp de routes empierrées et bordées de rigoles d'écoulement. Partout le sol se prête à des tracés convenables, qui en tout temps tiendront le soldat sur un chemin bien visible et éviteront les marches entrecroisées au milieu des tentes, des cuisines, des faisceaux d'armes, etc. Ceci fait, chaque régiment entreprendra par corvées l'appropriation de l'endroit qu'il occupe. Si le sol est parsemé de pierres, on s'en débarrasse et on s'en sert pour la voie commune, pour des murs destinés à rompre l'effort du vent autour des tentes, pour construire des cuisines en pierres sèches.

On se gardera de creuser profondément le sol sur lequel la grande tente sera dressée. Outre les émanations malsaines qui s'exhalent de toute terre fraîchement remuée, cette opération a le grand inconvénient d'exposer les hommes aux infiltrations aqueuses qui ne manquent pas de suinter le long des parois après les grandes pluies et qui entretiennent dans la tente une humidité d'autant plus insalubre qu'elles servent presque toujours de véhicules à des matières organiques en décomposition. On se contentera de décaper le sol en enlevant une tranche de 15 centimètres, en ayant soin de laisser cependant à sa hauteur naturelle une bordure circonférentielle d'un demi-mètre ; aux abords de la portière on enlève une seconde tranche de la même épaisseur que la première : on a ainsi au niveau de la portière une demi-lune de trois décimètres de profondeur, servant de première entrée, un deuxième espace assez large pour le couchage et sur lequel on accumule la matière des paillasses, enfin nn rebord circulaire servant d'appui aux souliers, gourdes, cartouches, etc. Ces trois espaces sont disposés en gradins successifs que l'on consolide par un clayonnage au niveau de chaque marche. Reste à fabriquer un seuil solide, en dehors duquel court le fossé d'écoulement.

Pendant toute la belle saison la portière de la tente doit être soulevée en pavillon largement ouvert, qui facilite les allées et les venues du dedans au dehors. Quand l'atmosphère est paisible et tiède, on soulève le pan opposé à l'entrée commune pour établir un courant d'air rafraîchissant. Si la nuit n'est pas trop froide, il suffit qu'un côté de la tente soit bouclé, l'autre simplement tendu de haut en bas et fixé au piquet de la base. Dès que la saison devient variable, un seul côté demeurera libre pendant le jour et sera bouclé de nuit.

Dans les lignes parallèles de campement, on fera en sorte de réserver un emplacement suffisant pour les gourbis. On tâchera que les hommes les disposent en longues galeries, sous lesquelles ils pourront goûter la fraîcheur pendant le jour, prendre leur repas, nettoyer leurs armes, enfin apprendre à vivre en commun et à s'instruire mutuellement des choses de la guerre et de la vie des camps. Mais on devra proscrire l'habitation des huttes et des taupinières aussi énergiquement que celle des tentes creusées. Car les premières n'ont pas les avantages de celles-ci comme chaleur, et elles en ont tous les inconvénients comme humidité.

Soins de propreté. Cuisines. Puisage de l'eau. Fumiers. Cadavres d'animaux. Latrines. — Le sol des tentes devra être balayé tous les jours; les tentes seront abattues deux fois par semaine; la paille, les couvertures, tous les objets de couchage seront exposés à l'air, remués et secoués chaque fois que le temps le permettra. Il en sera de même des vêtements de laine qui doivent être purifiés par de fréquents lavages faits de préférence à l'eau chaude. Le linge de corps devra être changé le plus souvent que faire se pourra et lessivé à l'eau chaude une fois au moins par mois, car le simple savonnage à l'eau froide ne le nettoie qu'imparfaitement.

On se hâtera d'élever en pierres sèches des cuisines moins primitives que celles des campements de route; on tâchera de mettre à l'abri les marmites et le cuisinier; on les protègera contre le vent par un parapet en terre, contre le soleil par un gourbi solidement fixé, contre la pluie par quelques lambeaux de toile ou par une tente hors d'usage. On surmontera le foyer d'une cheminée en gazonnage facile à construire. On assurera ainsi une meilleure préparation de nourriture et on sauvegardera la santé du cuisinier.

Si l'on s'approvisionne d'eau à la rivière, le puisage doit être réglé de telle manière que l'eau destinée aux hommes soit prise à la partie supérieure du cours, afin qu'elle soit pure et limpide, que l'abreuvoir se trouve au-dessous et que le lavoir pour le linge vienne ensuite. Dans le cas où c'est une source qui fournit l'eau, il est toujours facile d'établir une chute à quelque distance de l'émergence du filet d'eau. Elle facilite le remplissage des bidons; une barrière empêchera les hommes et les bêtes d'aller puiser à la sortie même; un tonneau que l'on se procurera à l'administration recevra le filet de chute où puiseront les muletiers.

La plus grande propreté doit règner dans les camps. Les fumiers seront enlevés tous les jours et placés à un endroit éloigné, ou mieux encore, enterrés. Les eaux grasses seront répandues au loin; on aura soin d'enfouir profondément les débris des animaux abattus dans les boucheries. Les corps des animanx morts seront enterrés aussi profondément que possible; si la nature du terrain s'y oppose, on prendra soin de placer sur l'animal une couche de chaux vive d'un décimètre au moins d'épaisseur. La chaux agit dans ce cas en absorbant les liquides et en empêchant la décomposition. Pour produire son effet, elle doit être placée en contact direct avec le corps de l'animal.

Les latrines de la troupe seront placées à 150 pas en avant de chaque bataillon. Elles devront offrir au soldat un abri contre la pluie et le vent, et un appui disposé de manière à ce qu'il puisse satisfaire ses besoins sans fatigue et sans danger. On devra lui défendre sous les peines les plus sévères de faire ses ordures dans le camp. Si la nature du sol empêche de creuser les latrines profondément, on les renouvellera fréquemment, en ayant soin de désinfecter les anciennes au moyen du sulfate de fer et de les recouvrir d'une épaisse couche de terre.

BOISSON JOURNALIÈRE. JEUX. EXERCICES D'ADRESSE. SURVEILLANCE DES CANTINES ET DÉBITS. — Evitez que le soldat boive pour se désaltérer de l'eau pure ; une addition d'une faible quantité d'extrait de réglisse ou bien d'eau-de-vie suffira pour lui enlever sa crudité. Mais nous préférerions qu'elle fût additionnée d'une petite quantité d'infusion de café qui lui communiquerait des propriétés légèrement stimulantes.

On cherchera à provoquer dans l'armée le goût des jeux et des exercices d'adresse. Ils procureront autant de distraction que le loto et les jeux de cartes et auront sur ces derniers l'avantage d'entretenir la force et la vigueur par l'influence des mouvements réglés.

Une surveillance incessante et des plus sévères sera exercée sur la vente des liquides et des denrées alimentaires. Il serait à désirer que l'on créât dans chaque division une commission d'expertise qui soumît à son examen toutes les boissons et tous les aliments exposés en vente et qui fît immédiatement détruire en sa présence les denrées reconnues de mauvaise qualité.

La nourriture du soldat devra être abondante, aussi variée que possible; on lui donnera sinon tous les jours, du moins fort souvent, des légumes frais. Il ne supportera sans danger les fatigues incessantes de la vie des camps qu'à condition de recevoir tous les jours une ration plus généreuse qu'en tout autre moment de sa vie militaire : en augmentant sa nourriture, on entretiendra sa bonne santé et sa force morale. C'est ainsi que l'on pourra présenter à l'ennemi des rangs complets et que l'on obtiendra d'eux un vigoureux et constant effort.

Camp d'hiver. — La bonne qualité et la grande quantité de nourriture sont surtout indispensables pour des troupes qui hivernent sous la tente et qui se trouvent, par le fait même de leur habitation, exposées à un danger incessant. En effet, placées qu'elles sont sous des abris insuffisants où le réchauffement ne s'obtient qu'au prix du méphitisme, vivant au milieu d'un air confiné et chargé d'émanations de tout genre, la moindre cause déprimante peut devenir pour elles le germe d'une affection épidémique qui, une fois développée, fera de nombreuses victimes avant que l'on puisse enrayer le mal. Que l'on fournisse aux hommes des vêtements capables de les protéger efficacement contre le froid; qu'on leur donne des bas, des gants de laine, un vêtement chaud et commode qui protège tout le corps. La criméenne a bien rempli ces conditions. Il faut soustraire les extrémités inférieures à l'humidité du sol, en donnant aux soldats des sabots, des chaussons, de grandes guêtres de drap épais. Qu'ils profitent du moindre rayon de soleil pour abattre les tentes, qu'ils y exposent leurs objets de couchage et leurs vêtements après les avoir battus. Que la paille sur laquelle ils reposent soit changée souvent. Si le sol occupé par le camp est infecté, que l'on reporte les tentes plus loin; si cette opération est impossible, il faut arroser largement le terrain avec le chlorure de chaux. Si l'on découvre un foyer d'infection dans le voisinage du camp, on doit verser sur le terrain une solution de sulfate de fer et répéter la même opération jusqu'à ce que toute émanation malsaine ait disparu. Ces mesures bien exécutées conjureront presque sûrement l'explosion d'un mal qui existe en germe dans toute agglomération de troupes séjournant pendant longtemps sur le même emplacement.

PROPHYLAXIE DU CHOLÉRA ET DU TYPHUS. — Nous terminons en exposant d'une manière sommaire les règles hygiéniques ordonnées par le médecin en chef de l'armée d'Orient, tant pour l'épidémie de choléra de Varna, que pour l'épidémie de typhus qui marqua d'un sceau sinistre la fin de notre occupation en Crimée.

CHOLÉRA. — Assainissement de l'habitation par le changement fréquent de l'emplacement des tentes, aération permanente; isolement des malades, dissémination non-seulement des malades atteints par l'épidémie, mais encore des réunions d'hommes qui offrent des prédispositions à contracter la maladie règnante. Amélioration de l'ordinaire, distribution supplémentaire de vin, de café et d'eau-de-vie. Ordre répété journellement aux hommes de porter leur ceinture de flanelle et de se présenter à la visite du médecin aussitôt qu'ils ressentent la moindre indisposition. Surveillance attentive exercée sur les cantines. Fermer pour quelques jours toute cantine dans laquelle un homme se sera enivré ; s'il y a récidive, retirer impitoyablement au cantinier le droit de vendre.

Typhus. — Faire cesser l'encombrement des hommes dans des espaces étroits, malpropres, infectés de liquides et de détritus d'animaux, et les placer dans des conditions où ils respirent un air pur et renouvelé ; éviter les fatigues excessives, améliorer au plus tôt l'alimentation, si elle est malsaine, uniforme, insuffisante ; relever par tous les moyens le moral du soldat, s'il est abattu par des passions tristes et déprimantes ; imposer les règles de la propreté générale et individuelle et la nécessité d'une constante et énergique désinfection par les pratiques certaines de la science, dans tous les lieux que des masses d'hommes entachent si promptement d'insalubrité ; rendre potable par les moyens ordinaires, si elle ne l'est pas, l'eau qui sert de boisson au soldat.

Conclusion. — Si l'autorité a en sa puissance le moyen de faire rigoureusement exécuter ces régles, les affections typhiques épargneront toute réunion d'hommes à laquelle ces principes seront appliqués. Le miasme du typhus n'est pas lié à des conditions atmosphériques ; c'est la misère seule de l'homme qui l'engendre et l'agrandit jusqu'au désastre, lorsqu'on n'y porte pas remède. Il appartient donc au pouvoir humain d'empêcher le miasme typhique de naître au milieu d'une guerre longue et pénible.

M. l'Inspecteur Michel Lévy a dit : « Il n'y a « d'utile et de puissant en campagne que l'hy- « giène ; sans elle la médecine n'est qu'une lugu- « bre agitation ; sans elle le chirurgien voit « échouer toute son industrie de méthodes et de « procédés ; sans elle, l'administration s'ingénie « vainement et les ressources qu'elle accumule « n'empêchent pas le développement des épidé- « mies meurtrières. »

Il faut donc veiller en campagne à mettre en pratique ces données que la science a acquises au prix de tant de pertes. En y restant fidèle, on sauvegardera l'existence d'un grand nombre de nos braves soldats, de ces hommes que le péril transfigure et qui, le plus souvent en quittant le service, emportent comme seule récompense des fatigues supportées sans plaintes et des dangers affrontés sans peur, la satisfaction intime du devoir accompli et le légitime orgueil de raconter aux leurs les laborieuses et sanglantes péripéties des drames militaires, dont ils furent les acteurs et les hauts faits de leur régiment.

TROISIÈME ET QUATRIÈME CONFÉRENCES.

NUTRITION. ALIMENTS PLASTIQUES OU AZOTÉS, RESPIRATOIRES OU A CARBONE. ALIMENTS COMPLETS, INCOMPLETS.

COMPOSITION DE LA RATION DU SOLDAT ; SON ÉVALUATION EN ÉQUIVALENTS CHIMIQUES.

CÉRÉALES. QUALITÉS DU BON FROMENT BLÉ DUR, DEMI-DUR, TENDRE. BLÉ DE MAUVAISE QUALITÉ.

CARACTÈRES DES FARINES DE BONNE QUALITÉ, DE MAUVAISE QUALITÉ. FALSIFICATION DES FARINES.

PANIFICATION. CARACTÈRES DU BON PAIN BLANC, DU PAIN DE MUNITION.

VIANDE DE BONNE QUALITÉ, DE MAUVAISE QUALITÉ. BOUILLON.

LÉGUMES SECS, POMMES DE TERRE. CONDIMENTS SALÉS, STIMULANTS.

CONDITIONS D'UNE BONNE ALIMENTATION.

BOISSONS AQUEUSES, FERMENTÉES. QUALITÉS DES EAUX POTABLES. VINS, SOPHISTICATIONS. MALADIES DES VINS. BIÈRE, FALSIFICATION. EAUX-DE-VIE. ACTION DES ALCOOLIQUES.

Les fonctions de l'économie humaine se réduisent à deux ordres de mouvements : les unes entraînent au dehors une portion de substance qui provient de l'usure de nos organes ; les autres ont pour effet de rendre au sang les éléments consommés par la vie, et d'assurer ainsi l'intégrité de masse et de composition du corps ; c'est cette seconde série d'actes physiologiques qui constitue la nutrition.

ALIMENTS PLASTIQUES, RESPIRATOIRES, COMPLETS, INCOMPLETS. — Chaque heure élimine de notre corps à peu près un gramme d'azote, tant par les poumons, que par la peau et par les urines ; la respiration consomme par heure 10 à 15 grammes de carbone.

Les matières qui fournissent à ces deux genres de déperdition ne sont pas identiques ; l'une exige des substances azotées neutres, l'autre des matières grasses, amylacées ou sucrées. Les premières sont assimilées et servent à faire du sang ; les secondes sont brûlées par la respiration.

De là, deux espèces d'aliments : des aliments *plastiques*, c'est-à-dire qui servent à la réparation des organes et qui sont surtout constitués par les viandes ; des aliments *respiratoires*, comme les grains, les féculents, le sucre, l'alcool, le vin, etc.

Certains aliments réunissent les deux conditions et sont en même temps plastiques et respiratoires, sans jamais cependant réunir au même degré ces deux conditions ; on les appelle *aliments complets*. Tels sont la viande, le pain, le lait ; d'autres, que nous appelons *incomplets*, ne sustentent que quelques fonctions de l'économie, s'ils sont employés seuls; dans ce cas, les autres fonctions qui ne trouvent pas dans ce régime les matériaux nécessaires à leur activité, les empruntent à l'organisme lui-même, d'où souffrance et maladie. Le sucre, la gomme, le beurre donnés seuls sont impropres à l'entretien de la vie.

Dans l'espace de 24 heures, l'homme élimine environ 20 grammes d'azote et 310 grammes de carbone. L'azote est éliminé pour les 3/4 par les urines et les excréments solides, pour 1/4 par les autres sécrétions et les exhalations pulmonaire et cutanée.

Il se dégage des poumons 288 grammes de carbone en 24 heures; l'urine en contient 45 grammes; les excréments, les diverses sécrétions et l'exhalation cutanée, 15 grammes.

Comme il faut, pour que la santé se maintienne, qu'il sorte de l'organisme à peu près autant de substances qu'il y en entre, on a conclu qu'on devait, pour composer la ration alimentaire, donner une quantité d'aliments renfermant les équivalents de l'azote et du carbone qui sont journellement éliminés du corps. Pour cela, on est obligé de recourir à une alimentation complexe, dans laquelle on doit faire entrer, dans certaines proportions, des substances végétales et animales. En effet, l'alimentation exclusive soit avec de la viande, soit avec des végétaux, non-seulement n'est guère possible, mais entraînerait même de graves accidents, si elle était suivie.

Composition de la ration du soldat, son évaluation en équivalents chimiques. — La ration du soldat répond presque chimiquement aux quantités nécessaires d'azote et de carbone. Voici quelle est la composition de la ration alimentaire du soldat en temps de paix, avec son évaluation en équivalents chimiques produits.

		Azote	Carbone
Pain bluté à 20 %. .	750	12 gr.	300 gr.
Pain de soupe. . .	250		
Viande non désossée.	250	6	22
Légumes frais, pommes de terre, choux, carottes, environ 100 grammes ; quelquefois et principalement en hiver, légumes secs dans une proportion de 30 grammes environ.		1	7
		19 gr.	329 gr.

Il manque à cette ration 1 gramme d'azote que l'on trouverait dans un supplément de viande de 30 à 40 grammes. Il y a, d'un autre côté, un petit excédant de carbone, qui ne mérite pas d'être pris en considération.

CÉRÉALES. QUALITÉS DU BON FROMENT. BLÉ DUR, DEMI-DUR, TENDRE. BLÉS DE MAUVAISE QUALITÉ. NETTOYAGE DES GRAINS. — Les substances alimentaires sont tirées du règne animal et du règne végétal. Au premier rang des substances que fournit ce dernier, figurent les céréales. On désigne sous ce nom un certain nombre de plantes alimentaires appartenant à la famille des graminées; ce sont le froment, l'orge, le seigle, le maïs, le riz. Nous ne nous occuperons ici que du premier, qui forme les éléments du pain de la troupe.

Les bons froments se reconnaissent à leur couleur franche, soit d'un jaune légèrement doré, soit d'un gris glacé argenté, soit d'un brun très-clair et brillant; leur raînure est peu profonde; ils sont bombés, bien remplis, sonores et ils glissent aisément entre les doigts. La qualité du blé se juge du reste par la quantité de gluten qu'il contient (matière azotée) : les froments du Nord en ont moins que ceux du Midi; nos froments en possèdent à peu près le dixième de leurs poids. Leur pesanteur est un des plus sûrs indices de leur bonne qualité; le blé même mouillé pèse moins que celui qui est sec.

On distingue trois espèces de blés : le blé dur, le blé demi-dur, le blé tendre.

Les grains du blé dur se dénotent par leur aspect corné, par une consistance plus forte, par la demi-transparence de leur masse, par l'égale dureté de toute leur épaisseur; ils contiennent moins d'eau et se conservent mieux que les blés tendres; donnent, sous un même poids, plus de farine et plus de pain. Les biscuits de campagne faits avec leurs farines sont plus sapides et se conservent mieux. On ne peut reprocher au produit de ces blés qu'une couleur jaunâtre.

Les blés demi-durs ne sont transparents que dans leur zône périphérique; leur centre est opaque et farineux. Ils donnent en général de 72 à 80 % de farine blanche de première, seconde et troisième mouture; plus 20 à 28 parties de son.

Les blés tendres ou blancs sont farineux dans leur masse; moins riches en gluten, moins nutritifs, plus faciles à moudre, ils fournissent sous la meule une substance plus fine. Les blés du nord de la France, de l'Allemagne, de la Pologne sont très-légers; les grains de l'Europe méridionale et surtout ceux de l'Asie et de l'Afrique ont une densité telle qu'à volume égal, ils contiennent un tiers de matière nutritive en plus. L'administration militaire n'admet dans ses magasins que l'espèce, dont le poids se rapproche le plus de 73 kilogrammes par hectolitre.

Les blés de mauvaise qualité sont petits, maigres, ridés, tachés, ne glissent pas entre les doigts, ont une raînure profonde et les extrémités émoussées; ils laissent dégager une odeur désagréable quand on les frotte entre les mains et présentent une couleur terne et terreuse ; ils donnent une farine grise ou rougeâtre d'un goût amer ou acide.

Il faut que les grains subissent avant leur passage sous la meule un nettoyage énergique. Rien de plus essentiel que cette opération préliminaire destinée à débarrasser les grains des poussières de toute origine, des moisissures superficielles, des productions fongueuses, connues sous le nom d'*ergot*, de *carie*, de *charbon*, des larves d'insectes, des déjections des charançons. En soumettant les grains à un nettoyage complet, leur rendement gagne en quantité et en qualité nutritives. Le 27 thermidor an VIII, le général en chef de l'armée d'Egypte, sur l'avis d'une commission dont Desgenettes était le secrétaire, prescrivit par un ordre du jour de laver les grains, après les avoir au préalable vannés et criblés : 1° pour achever de les nettoyer ; 2° pour faciliter la séparation du son de la mouture. Les expériences des commissaires permirent de fixer à 5 % l'excès de poids gagné par le grain lavé, après un séchage de 24 heures. Au moyen de cette préparation, au lieu du pain de qualité fort inférieure que l'on avait auparavant, on obtint un pain très-blanc et aussi agréable que celui de Paris.

Caractères de la farine de bonne qualité, de mauvaise qualité. Falsification des farines. — Les qualités alimentaires de la farine tiennent à la nature du blé, ainsi qu'à la perfection de la mouture et du blutage. D'après leur degré de puissance nutritive, elles doivent être classées comme il suit : la farine de blé dur la première, celle de blé demi-dur la deuxième, celle de blé tendre la troisième.

La farine de bonne qualité se reconnaît aux caractères suivants : elle est d'un blanc jaunâtre, d'une odeur qui lui est spéciale, d'un éclat vif, sans points rougeâtres, gris ou noirâtres. Elle est douce au toucher, sèche, pesante, adhère aux doigts et forme une espèce de pelote, quand on la comprime dans la main. Malaxée avec de l'eau, dont elle prend plus du tiers de son poids, elle doit faire *pâte longue*, élastique, non collante.

Les farines de mauvaise qualité sont grossières, rudes au toucher, peu homogènes et présentent des espèces de granulations; leur couleur est cendrée ou grisâtre, leur odeur désagréable ou nauséabonde ; leur saveur, parfois amère ou acide, dénote un commencement de fermentation ou de moisissure ; enfin leur pâte est molle, courte et adhérente aux doigts.

La farine peut contenir de 12 à 18 °/₀ d'eau ; cette humidité, dont elle se trouve pénétrée jointe à une certaine température, est la cause principale qui y détermine une prompte fermentation. Aussi le meilleur procédé de conservation de la farine est-il de la déssécher à l'étuve, jusqu'à ce qu'elle ne contienne plus que 5 °/₀ d'eau, et de la mettre ensuite en vase clos à l'abri de l'humidité.

La farine la plus nourrissante est la farine blutée au 20e, comme cela se pratique dans nos manutentions, encore le blutage militaire n'enlève-t-il au blé dur que 12 parties sur 100. C'est à la forte proportion de substances grasses, azotées et salines qu'il laisse dans les farines, que celles-ci doivent leur valeur alimentaire supérieure.

Les falsifications de la farine consistent le plus ordinairement en des mélanges, soit avec de la farine de pommes de terre, soit avec d'autres farines, telles que celles d'orge, de seigle, de fèves, de maïs, etc.

Le meilleur moyen de reconnaître ces falsifications, c'est de doser la quantité de gluten La farine de bonne qualité doit contenir 11 °/₀ de gluten sec.

Panification. Caractères du bon pain blanc, du pain de munition. — Le meilleur pain est celui qui est fait exclusivement avec du froment. Nous ne donnerons aucun détail sur la panification ; disons seulement qu'il entre dans la pâte 50 parties d'eau pour 100 de farine et que, sous l'influence du levain, l'amidon que celle-ci contient se change en sucre; que ce sucre, à son tour, se transforme en alcool qui se volatilise, et en acide carbonique qui reste emprisonné dans les mailles du gluten, détermine les trous de la mie et rend le pain plus léger. 100 kilogrammes de farine de première qualité donnent de 130 à 134 kilogrammes de pain blanc. La même quantité de farine contenant du son, et servant à la fabrication du pain de munition, produit de 136 à 140 kilogrammes de pain.

Le pain confectionné avec de la farine de froment première qualité doit présenter une croûte d'un jaune doré, ferme, cassante ; avoir une mie blanche, élastique, fournie de cellules nombreuses ; une odeur agréable et une saveur appétissante. Un goût d'amertume ou d'acidité indiquerait que la farine qui a servi à la confection de ce pain était avariée ; on devrait le rejeter comme pain de soupe.

Le pain de munition doit avoir la forme ronde, élevée dans le milieu. Il doit être, autant que possible, sans baisures, doit avoir de 25 à 30 centimètres de diamètre et 7 ou 9 centimètres d'épaisseur. Quand il est bien confectionné, il doit avoir une couleur jaunâtre, une odeur et une saveur agréables ; la croûte est bien cuite, unie et adhérente à la mie qui, pétrie entre les doigts, ne s'y attache pas. La mie est d'un blanc jaunâtre, spongieuse, parsemée de cellules inégales, se relève quand on l'a pressée et ne doit pas contenir de marrons de farine qui indiqueraient une mauvaise manutention.

On doit rejeter le pain de munition mal cuit ou brûlé, lourd, brun, compacte, ayant une odeur ou une saveur désagréables.

Le pain de munition pèse un kilogramme et demi 24 heures après sa sortie du four, et forme deux rations de 750 grammes chacune. 100 kilogrammes de farine de blé tendre donnent 186 rations de pain de munition; la même quantité de farine de blé dur fournit environ 195 rations.

Le pain préparé avec des farines altérées par le charbon ou la carie a une couleur brune, une saveur amère et une odeur désagréable. Les blés avariés par le charançon, par l'eau ou par une cause quelconque, fournissent un pain brun, amer, peu nourrissant et par conséquent impropre à l'alimentation du soldat.

VIANDES DE BONNE QUALITÉ, DE MAUVAISE QUALITÉ. BOUILLON. — Les belles viandes proviennent d'animaux adultes, n'ayant pas été surmenés ou excédés par la fatigue. Elles sont fermes sans être dures; leur surface extérieure est recouverte d'une couche de graisse qui pénètre dans les interstices musculaires; toute mucosité à la surface des viandes dénote chez celles-ci un commencement d'altération. Leur odeur est douce, presque nulle.

La moëlle des os longs des extrémités postérieures est solide, d'un blanc rosé; celles des os des extrémités antérieures est de consistance plus molle, analogue à celle du miel, auquel elle ressemble aussi par sa couleur jaunâtre.

Les viandes provenant d'animaux trop jeunes ont une couleur pâle et sont mucilagineuses; celles des animaux trop vieux ont une couleur foncée, les chairs sont longues et fibreuses; étant moins grasses, elles crient en quelque sorte sous le couteau qui les tranche, et les surfaces de ces divisions brunissent promptement à l'air. Les viandes de taureau et de bélier surtout, présentent ces caractères et leur odeur rappelle celle de l'étable.

Les viandes provenant d'animaux malades sont livides, d'une teinte pâle, inégale. La moëlle chez ces animaux est plus molle, sa couleur plus brune et souvent elle est piquée de noir et présente des filaments sanguins. La corruption des viandes s'annonce, indépendamment de la sensation qu'elle produit sur l'odorat, par des taches marbrées de différentes nuances.

On devra donc refuser : 1° toute viande molle, pâle ou mucilagineuse.

2° Toute viande dure ou d'une consistance plus que ferme, trop foncée en couleur.

Ces deux qualités de viandes sont en général peu substantielles.

3° Toute viande odorante, présentant des marbrures.

Enfin, les animaux doivent avoir été abattus douze heures, au moins, avant qu'on fasse emploi de leur viande.

On fait généralement le bouillon avec la viande de bœuf. Il constitue, avec le pain que l'on y fait tremper et les légumes qu'on y fait cuire, l'ordinaire presque invariable du soldat. C'est un aliment très-salubre, suffisamment nourrissant et d'une digestion facile, surtout quand la viande, qui a servi à sa préparation, est de bonne qualité et en quantité suffisante. Il faut, pour obtenir un bon bouillon, 500 grammes de viande pour 2 litres d'eau, 30 grammes de légumes et 8 grammes de sel. La viande doit être mise à froid dans l'eau, qui doit-être chauffée lentement, afin que les principes solubles de la viande se dissolvent avant que l'albumine soit coagulée. Celle-ci même passe en partie dans l'eau sous la forme d'extrait soluble, qui, réuni à la fibrine des muscles, à l'acide lactique, aux sels et à la partie colorante du sang, et aux graisses non dissoutes qui forment ce que l'on appelle vulgairement les œils du bouillon, donne un composé bien plus fortifiant et bien plus savoureux que si la viande est placée directement dans l'eau bouillante. Dans ce cas, l'albumine des couches externes, en se coagulant, forme une enveloppe difficilement perméable, qui fait rester dans la viande la plus grande partie des principes solubles. Il faut aussi avoir bien soin de conduire le feu modérément, afin d'empêcher une déperdition considérable de molécules nutritives par une évaporation exagérée. Le bouillon doit être passé au tamis et les cuisiniers doivent veiller attentivement à ce que les légumes de soupe ne retiennent aucun débris d'os. On ne saurait trop insister sur ces précautions faciles à prendre, pour éviter des accidents qui fort souvent ont été mortels. Les substances organiques que contient le bouillon, telles que gélatine, créatine, albumine, matières extractives odorantes, peuvent être évaluées à 12 ou 15 pour 1000; les sels organiques à 8 ou 10 pour 1000; ce qui fait en tout de 20 à 25 pour 1000 de matières organiqnes. La viande de bœuf qui sert à confectionner le bouillon perd en poids 15 °[o; le mouton 10 °[o.

LÉGUMES SECS. POMMES DE TERRE. CONDIMENTS SALÉS, STIMULANTS. CONDITIONS D'UNE BONNE ALIMENTATION. — Les légumes qui complètent la ration du soldat sont, en général, les pommes de terre et les légumes secs. On doit lui donner de préférence les premières, autant que faire se peut; elles sont presque aussi nourrissantes que les graines des légumineuses et ont sur celles-ci l'avantage d'une digestion plus facile.

Ces dernières, que l'on appelle vulgairement légumes secs, sont riches en matières azotées; mais leur enveloppe, qui ne laisse qu'imparfaitement pénétrer l'eau dans leur intérieur, en rend souvent la cuisson difficile. Cette enveloppe, qui est rebelle à l'action du suc gastrique est la cause de leur peu de digestibilité. Ce double inconvénient pourrait être évité à l'aide de la décortication, qui permettrait de pouvoir réduire les légumes en purée, forme sous laquelle ils sont mieux digérés. Les fèves, haricots, pois secs, lentilles, contiennent en moyenne de 50 à 55 parties de fécule, dextrine, sucre, et de 25 à 30 parties de substances azotées pour 100.

La pomme de terre est très-nourrissante et d'une digestion facile; elle contient beaucoup de fécule unie à un mucilage visqueux; mais, ce qui la distingue surtout des graines céréales, c'est l'absence de gluten. Ce tubercule unit à l'avantage d'une nourriture saine et abondante pour le soldat, celui d'une récolte presque toujours assurée. On prohibera pour l'usage des ordinaires du soldat et des cantines, les pommes de terre mal mûres, ainsi que celles qui présentent des taches à leur surface externe et des marbrures à l'intérieur. Dans le premier cas, la fécule n'est pas encore formée; dans le second, elle est en grande partie détruite par la maladie du végétal et, dans les deux cas, la pomme de terre ne présente presque rien de nutritif, et se digère difficilement.

Nous ne parlerons que pour mémoire des plantes potagères qui servent rarement à la nourriture du soldat. Le caractère principal de ces aliments est d'être très-aqueux, dépourvus de fécule, circonstance qui les rend très-peu nourrissants; la proportion de sucre y est fort minime et la trame fibreuse de leur parenchyme n'est pas assimilable par le tube digestif.

On appelle condiments des substances, qui, mélangées aux aliments, en facilitent la digestion et en augmentent ainsi le pouvoir nutritif. Ils ont pour propriété d'activer la sécrétion de la salive et celle du suc gastrique. On peut les diviser en condiments salés, sucrés, gras, stimulants et acides. Nous ne nous occuperons que des condiments saléset stimulants.

Le sel est le condiment le plus employé, le plus utile, le plus nécessaire. Il entre dans toutes les préparations culinaires; il fait partie de tous nos liquides, de tous nos tissus; le sang en contient près de 4 pour 100. Outre l'action qu'il exerce, comme les autres condiments, mais d'une manière plus parfaite, sur le tube digestif, il a la propriété d'opérer dans l'organisme la transformation de certaines substances avec lesquelles il se combine et dont il facilite l'élimination, en les rendant solubles. La quantité de sel que doit prendre un homme par jour ne doit pas dépasser quinze ou vingt grammes; pris en excès, il irrite le tube digestif.

On comprend dans la classe des condiments stimulants, le poivre, le piment, la moutarde, l'ail, l'oignon, la cannelle, la muscade, etc. Pris en petite quantité, ces condiments activent la digestion, mais leur usage abusif cause des irritations plus ou moins vives de l'estomac.

Pour remplir les conditions d'une bonne alimentation, il faut que les substances alimentaires que l'on consacre à la nourriture du soldat plaisent à l'odorat et au goût, ou, au moins, qu'elles aient reçu de la nature une maturité suffisante, ou du cuisinier, une préparation convenable, telle que la cuisson, lorsqu'elles sont d'une nature farineuse, fibreuse ou animale. Que l'on tâche autant que possible de varier la nourriture des hommes ; donnez-leur, au moins deux fois la semaine, autre chose que leur soupe, qui, malgré de bonnes qualités alimentaires, finit par lasser le goût et l'estomac. N'hésitez pas, pendant la belle saison, à l'époque de l'année où les légumes frais sont à bon marché, à leur en donner abondamment. Il ne faut pas oublier, qu'artisans ou laboureurs avant leur incorporation, la grande majorité des soldats vivaient presque exclusivement de légumes et de pain, et que s'ils regrettent souvent une nourriture bien inférieure à celle qu'ils reçoivent au corps, c'est qu'elle était plus variée.

Boissons, aqueuses, fermentées. Qualités des eaux potables. Vins, sophistications. Maladies du

VIN. BIÈRE, FALSIFICATIONS. EAUX DE VIE. ACTION DES ALCOOLIQUES. — Les substances liquides ingérées dans l'estomac ont pour effet commun de satisfaire à différents degrés le sentiment de la soif, de faciliter le mélange des aliments soit entre eux, soit avec les sucs gastriques, d'augmenter le volume du sang en le rendant plus fluide et de réparer les pertes qu'a éprouvées, par les diverses évacuations, le système général de la circulation. Les boissons fermentées, telles que le vin, le cidre, la bière, l'eau de vie, prises modérément, stimulent l'organe digestif, accélèrent la circulation et augmentent les sécrétions.

L'eau pure et fraîche désaltère et rafraîchit, favorise la division des aliments, contribue à la confection de la masse chymeuse avec les liquides sécrétés par la muqueuse gastrique à l'instant de l'ingestion des aliments. Mais il ne faut pas la boire trop rapidement; elle doit arriver dans l'estomac mélangée d'un peu de salive. Les hommes qui boivent à larges gorgées de grandes quantités d'eau, éprouvent de la pesanteur à l'épigastre, des coliques, de la diarrhée, accidents qu'ils éviteraient s'ils n'en buvaient qu'une petite quantité, avec lenteur.

L'eau est potable, quand elle est limpide, légère, aérée, douce, froide en été, tiède en hiver, sans odeur, d'une saveur fraîche, vive, agréable ; elle ne doit être ni fade, ni piquante, ni salée, ni douceâtre, ni acerbe ; elle doit bouillir sans se troubler ni former de dépôt; cuire les légumes secs et les viandes sans les durcir ; dissoudre le savon sans former de grumeaux ; elle ne doit occasionner aucune pesanteur ni trouble dans les digestions. On rejettera toute eau qui impressionne l'odorat ; car elle est alors ou minérale ou viciée par des matières organiques. Les bonnes eaux sont aérées, contiennent une quantité convenable d'acide carbonique libre et moins de cinq décigrammes de substances salines et de matières organiques par litre. Les eaux potables doivent contenir de 25 à 30 centimètres cubes d'air très-oxigéné. Les eaux de rivière, de pluie, de source, contiennent ordinairement une quantité convenable d'air ; il n'en est pas de même des eaux de citernes, de mares, de marais, de neige et de glace.

Quand on est forcé de faire usage d'eaux troubles, ce qui arrive quelquefois en campagne après de fortes pluies, il faut les filtrer. Il sera facile de faire fabriquer ces filtres à l'aide de morceaux de vieilles couvertures de laine sur lesquels on placera deux couches de gravier fin, séparées l'une de l'autre par une couche de charbon.

Ce filtrage devra toujours être employé quand on aura à faire usage d'eaux stagnantes. Il aura le triple avantage de purifier les eaux, de leur enlever leur mauvaise odeur, de retenir les petites sangsues qui s'y trouvent fort souvent et qui, avalées peuvent produire des accidents.

VINS. — Le vin, produit de la fermentation du jus de raisin, est composé d'eau, d'alcool, de gomme, de sels de potasse et de soude, et d'une huile essentielle spéciale, qui lui donne son bouquet, et que l'on appelle éther œnanthique. La composition et les qualités des vins varient avec la nature des ceps, la composition du sol où ils sont plantés, les latitudes et les expositions. Les vins les plus alcooliques sont ceux du midi.

Parmi les produits du commerce, il en est peu sur lesquels les fraudeurs exercent avec plus d'habileté leur coupable industrie. Ils le mouillent, suivant l'expression en usage chez eux, pour dire qu'ils l'additionnent d'eau ; ils relèvent sa force par de l'alcool ; certains le fabriquent de toute pièce par le mélange de ces deux liquides et l'addition de matières colorantes ; d'autres font des mélanges de vins de crus différents ou bien y ajoutent du cidre ou du poiré ; enfin, on a souvent trouvé du vin qui avait été additionné ou de litharge ou de différents sels, soit dans le but de le rétablir quand il s'était altéré, ou bien de le clarifier; soit afin de le rendre plus propre à être conservé, ou de lui donner des qualités capables d'en rehausser le prix.

On sophistique les vins avec de la litharge pour en masquer l'acidité; cette fraude se reconnaît au moyen de l'acide sulfhydrique, qu'on ajoute au au vin, préalablement filtré et décoloré à l'aide du charbon; il se forme un précipité blanc ou noir qui décèle la présence de la litharge. Cette dangereuse sophistication est rare aujourd'hui, néanmoins, il y a peu d'années, plusieurs soldats au camp de Compiègne en ont été victimes.

On mélange de l'alun au vin pour lui donner plus de montant et rehausser l'éclat de sa couleur. Soumis à l'évaporation, le vin ainsi sophistiqué devient promptement trouble; on peut encore analyser le résidu de l'évaporation et reconnaître la présence de l'alun qui, dissous dans l'eau, se précipite, sous forme de gelée, par la potasse et l'ammoniaque.

Dans plusieurs départements du Midi on plâtre les vins, pour aviver leur couleur, leur donner de la limpidité et favoriser leur conservation.

Le cahier des charges pour la fourniture du vin destiné à l'usage des troupes, prescrit de l'essayer par le chlorure de barium acidulé, lors des fournitures qui en sont faites.

Les vins longtemps exposés à l'influence de l'air s'aigrissent par la transformation d'une partie de l'alcool en acide acétique. On dit alors que les vins sont *piqués*. On évite cette altération, en tenant les fûts constamment pleins. Pour faire disparaître cette acidité, on peut employer sans danger le tartrate neutre de potasse, qui sature l'excès d'acide et se précipite sous forme de bitartrate de potasse.

On est parfois obligé, pour conserver certains vins, de les additionner de tannin. Ce sont surtout les vins blancs que l'on empêche ainsi de filer et de prendre un aspect gras. La quantité de tannin employée pour conserver ces vins peut avoir été trop considérable et nuire au consommateur. Cet excès de tannin est, du reste, fort appréciable au goût et peut se doser au moyen de la gélatine, dont cent parties en volume suffisent pour précipiter un gramme de tannin.

Bière. — La bière est une boisson alcoolique préparée avec le houblon et les semences des céréales; en Europe on emploie plus particulièrement l'orge.

La germination détermine dans l'orge la production d'une substance particulière appelée *diastase*, qui jouit de la propriété de transformer la fécule en sucre, lequel, à son tour, se transforme par la fermentation en alcool et en acide carbonique.

Le principe amer et l'huile essentielle aromatique du houblon donnent à la bière une saveur agréable et contribuent à sa conservation.

Les falsifications de la bière consistent à substituer au houblon une ou plusieurs autres substances d'un prix moins élevé. Généralement on emploie les menus morceaux et les feuilles de buis, les feuilles de ményanthe, la petite centaurée, la racine de gentiane.

Dans le choix de la bière, il faut avoir égard à sa limpidité et à sa transparence, qui doivent être parfaites; sa saveur doit être modérément amère, sans âcreté; elle doit être celle du houblon et en présenter l'arôme.

Eaux-de-vie. — Les alcools faibles, ne renfermant que 45 à 56 parties pour 100 en volume d'alcool absolu, portent le nom d'eau-de-vie.

Les eaux-de-vie les plus estimées sont celles que l'on obtient par la distillation des vins de bonne qualité.

Les eaux-de-vie médiocres s'obtiennent généralement de toute pièce, en étendant d'eau l'alcool concentré. On colore ce mélange au moyen du caramel, du cachou ou du thé, ou bien on fait macérer dans ces eaux-de-vie factices des copeaux de chêne et de hêtre.

Les fraudes exercées au moyen des substances qui viennent d'être indiquées ne peuvent nuire à la santé. Il n'en est pas de même lorsque des substances âcres, telles que poivre, gingembre, etc., sont ajoutées aux eaux-de-vie dans le but de masquer leur faiblesse. Cette fraude condamnable est reconnue en évaporant à une chaleur modérée ; l'examen du résidu, sa saveur, son odeur suffisent pour qu'on en constate facilement la matière.

Enfin on additionne quelquefois l'eau-de-vie d'acide sulfurique, celui-ci produit avec l'alcool un peu d'éther qui aromatise la liqueur et lui donne une certaine apparence de vétusté. Le chlorure de barium peut servir à découvrir cette fraude.

Action des alcooliques. — Le vin ingéré dans l'estomac facilite la digestion ; pris avec modération, il nourrit, relève les forces, excite le cerveau, active les facultés, facilite les mouvements et éteint la fatigue. De tous les alcooliques, il est certes celui dont l'usage réglé produit les plus heureux effets sur la constitution humaine.

L'eau-de-vie de bonne qualité, prise à propos et en faible quantité après le repas, excite l'estomac et active la digestion. Mais on ne saurait trop s'élever contre le fatal usage qu'en font un certain nombre de soldats, qui, le matin à jeun, se croient forcés de s'ingérer, sous le nom de *goutte*, une plus ou moins grande quantité d'alcool, presque toujours, sinon sophistiqué, du moins de fort basse qualité. Cette triste et mauvaise habitude est, pour ceux qui en sont les esclaves la source d'un grand nombre de maladies. Heureux encore, ceux qui n'y perdent que les fonctions de leur estomac et qui, gagnés petit à petit par la passion de boire, n'y laissent pas toute leur raison. La dipsomanie, ou manie de la soif, ce premier stade qui conduit inévitablement l'ivrogne au *delirium tremens*, est toujours le signal de sa dégradation physique et morale.

CINQUIÈME CONFÉRENCE.

Alimentation du soldat en campagne. Ration alimentaire. Biscuit ; caractères du bon biscuit ; altérations ; inconvénients ; desiderata. Pain demi-biscuité, galettes.

Caractères de santé des animaux de boucherie. Animaux malades. Parcs divisionnaires en Crimée ; parcs régimentaires.

Viandes salées. Conserve de boeuf ; julienne-conserve.

Riz. Café. Tabac.

Considérations générales sur l'alimentation en campagne ; devoirs du chef.

Scorbut. Prophylaxie.

Dans le cours de notre deuxième conférence, en parlant de l'hygiène du soldat en campagne, nous avons insisté sur l'absolue nécessité de lui donner, autant que possible, des vivres frais et d'augmenter sa ration de nourriture, afin de le mettre par une bonne et abondante alimentation, en état de résister aux nombreuses causes de maladies qui l'assaillent. Nous allons examiner successivement et en détail les propriétés nutritives des vivres de diverse nature qui lui sont distribués, en faisant ressortir, autant que possible, leurs qualités et leurs inconvénients.

Ration alimentaire du soldat en campagne. — Nous prendrons pour type de la ration alimentaire en guerre, celle que l'on distribuait à nos soldats en Crimée, et qui consistait en

Pain, 750 gr., ou biscuit, 550 gr.

Viande fraîche, 300 gr., ou lard salé, 250 gr.

Riz, 60 gr.

Sucre, 20 gr.

Café, 16 gr.

Sel, 16 gr.

Viande fraîche, 4 jours sur 10; lard salé, 3 jours; viande de conserve, 3 jours (1).

Un quart de litre de vin, 3 fois la semaine.

1/16 de litre d'eau-de-vie, 4 fois la semaine.

Caractères du bon biscuit; ses altérations, ses inconvénients. Desiderata; pain demi-biscuité. Galettes. — Le biscuit bien préparé doit présenter les caractères suivants : il a une couleur jaunâtre, une odeur et une saveur agréables; sa surface présente plusieurs trous et n'est pas boursouflée; il est sonore, cassant, parfaitement sec, n'attire pas l'humidité de l'air; l'intérieur est

(1) La viande de conserve n'a été distribuée qu'à la fin de la campagne de Crimée.

d'un blanc jaunâtre, sec, serré, uni; il ne présente pas les cavités que l'on remarque dans la mie du pain. Le biscuit de bonne qualité a une cassure vitreuse, ne s'émiette pas, se gonfle dans l'eau et se fond, pour ainsi dire, dans la bouche; il est parfaitement cuit dans toute son épaisseur sans être brûlé.

Les meilleurs biscuits sont fabriqués avec la farine de blé dur et se conservent mieux que ceux de farine de blé tendre.

La chaleur et l'humidité font naître dans le biscuit des végétations cryptogamiques et des insectes qui se creusent, aux dépens de la substance alimentaire, des galeries où ils déposent leurs larves et leurs excréments, principes de corruption. On a l'habitude de faire repasser au four le biscuit altéré: cette pratique détruit les œufs des insectes et arrête la marche de l'altération: mais elle ne lui rend pas ses propriétés nutritives. Le biscuit moisi irrite le tube digestif et produit des affections diarrhéiques. Plus d'une fois on a constaté, surtout dans la marine, des épidémies de dysenterie causées exclusivement par la mauvaise qualité du biscuit de distribution, épidémies qui disparaissaient, aussitôt qu'on le remplaçait par d'autre de bonne qualité.

Somme toute, notre biscuit est de qualité passable ; mais il est encore trop massif pour, après une épreuve un peu durable de cet aliment essentiel, ne pas devenir difficile à digérer et plus tard insupportable à l'estomac. Il provoque souvent, par son extrême dureté, des gengivites chez les jeunes soldats. Ceux de ces derniers dont la denture est défectueuse (ils sont nombreux dans l'armée) ont la plus grande peine à parvenir à le broyer pour en faire leur nourriture, car ils n'ont pas toujours le temps ou l'occasion de le faire convenablement ramollir dans l'eau.

Que le biscuit devienne moins épais, plus friable, plus blanc. Que la ration règlementaire en soit augmentée en poids, car elle n'est pas suffisante. Une meilleure qualité le rendrait plus facilement assimilable par l'estomac, qui ne s'en fatiguerait plus aussi vite et qui ne subirait pas les conséquences morbides que son usage a entraînées pour le soldat dans toutes nos dernières guerres.

Ce qui serait encore préférable, si cela était possible, ce serait de faire du pain, la base de l'alimentation du soldat en campage comme en garnison, et de ne lui donner qu'exceptionnellement du biscuit. On arriverait peut-être à résoudre ce difficile problème, en fabriquant du pain demi biscuité, qui serait de bien plus longue conservation que le pain ordinaire et qui possèderait les mêmes qualités nutritives que ce dernier.

La répugnance instinctive que les hommes ressentent au bout de quelque temps pour le biscuit est telle, que, souvent en Afrique, pendant des expéditions effectuées au moment de la maturité des moissons, nos soldats, après avoir moulu entre deux pierres des grains recueillis par eux, se fabriquaient avec la grossière farine provenant de cette mouture toute primitive, des galettes, qu'ils préféraient, avec raison peut-être, au biscuit de distribution.

Caractères de santé des animaux de boucherie. Animaux malades. Parcs divisionnaires en Crimée ; parcs régimentaires. — Les animaux destinés à la boucherie doivent, au moment où ils sont abattus, présenter les caractères de santé suivants : regard vif, allure aisée, rumination, point de bave, point de matières excrétées par le nez, par les yeux, par les oreilles ; les cornes, les oreilles, les narines, la gueule ne sont pas froides ; la peau n'est pas squammeuse ; point de pustules sur le corps, la tête, le cou, dans la gueule, sur la langue ; point de chaleur morbide ni tuméfaction aux tétines ; point d'engorgement au cou, derrière les épaules ou au défaut de l'épaule, ni aux aînes.

Il est bien rare en campagne que les animaux destinés à fournir à l'alimentation de la troupe présentent ces caractères de santé. La longueur des marches, la mauvaise qualité de la nourriture, son défaut presque absolu quelquefois, le manque d'abris, l'absence complète de soins, ne tardent pas le plus souvent à engendrer des épizooties qui, sans rendre la viande de ces animaux tout à fait impropre à l'alimentation, ne laissent pas que d'altérer singulièrement ses propriétés nutritives. Nous avons encore présents à la mémoire les squelettes ambulants des bœufs qui composaient le parc de notre division en Crimée, malheureuses bêtes que l'on menait paître dans des terrains pierreux et dénués de végétation, et que le boucher escortait à côté du berger, prêt à égorger celles qui, tombées d'inanition, ne pouvaient plus se relever. Aussi la viande que nous détaillaient les distributions était-elle fort peu nutritive, sans toutefois avoir des qualités sensiblement nuisibles. Cette innocuité fut même constatée pour la viande distribuée à la troupe pendant les épizooties qui ravagèrent à plusieurs reprises nos troupeaux dans le cours de cette laborieuse campagne, épizooties dont la manifestation et même les caractères coïncidèrent chaque fois avec les épidémies régnantes de l'armée. Semblable observation avait déjà été faite en 1814 et en 1815 sur plusieurs points de la France, principalement à Strasbourg et à Paris.

En 1814, les troupeaux de bœufs et de vaches que les armées alliées avaient pillés et traînaient à leur suite, furent atteints d'une épizootie typhique qui se répandit au loin dans les départements. Cependant aucun des nombreux animaux qui en moururent ne fut perdu; tout Paris et les environs, toutes les troupes qui l'entouraient et l'occupaient, s'en alimentèrent pendant plus de deux mois; il n'y eut à la suite de cette nourriture aucune épidémie, ni parmi les troupes, ni parmi le peuple.

On avait pris, vers la fin de notre occupation en Crimée, une excellente mesure. Au lieu d'avoir de parcs divisionnaires, on avait distribué à chaque régiment un certain nombre de bestiaux destinés à son alimentation. Ces petits troupeaux partiels étaient surveillés par les hommes mêmes qui devaient y trouver leur nourriture; ceux-ci les soignaient infiniment mieux que les bergers divisionnaires; aussi la viande qu'ils fournirent ne tarda-t-elle pas à acquérir des qualités supérieures. Cet heureux exemple pourrait être suivi, sinon par les armées en marche, du moins par les troupes en station de campement permanent.

VIANDES SALÉES. CONSERVE DE BŒUF. JULIENNE-CONSERVE. — Les viandes salées sont nuisibles à la santé quand on en abuse et qu'on en fait un aliment principal ; elles ne doivent être, même en campagne, qu'un aliment de nécessité. La saumure leur enlève une bonne partie de leurs principes nutritifs et le sel qui les imprègne abondamment, alcalinisant outre mesure nos humeurs, n'est peut-être pas étranger à cette liquéfaction du sang qui est un des caractères de la cachexie scorbutique. D'après Liebig, la saumure, ou liquide provenant de la salaison des viandes, comprend environ le tiers ou même la moitié du liquide contenu dans la viande fraîche ; elle renferme les principes constituants du bouillon concentré. La salaison altère et épuise les viandes dans une proportion plus forte que ne le fait leur décoction dans l'eau ; car elle en sépare l'albumine, que l'action de l'eau bouillante leur conserve, au moins en partie, en la coagulant. Les viandes salées sont donc peu nutritives et leur usage prolongé modifie la nature du suc gastrique et, par suite, les produits de la digestion.

Le lard et le bœuf salé sont les seules viandes qui se distribuent, alternativement avec la viande fraîche, aux troupes en campagne. La première de ces salaisons est l'objet d'une préférence générale ; il semble que la fibre musculaire du porc, entourée d'un étui graisseux, se laisse moins épuiser de ses sucs nutritifs par l'action de la saumure.

La seconde est un mauvais aliment qui devrait être supprimé; les deux sont indigestes et l'on devra leur préférer en toute circonstance la viande fraîche, même de médiocre qualité. Les viandes de charcuterie sont susceptibles d'une altération peu connue qui les rend toxiques; elles doivent être complètement bannies de l'ordinaire des troupes en campagne.

On doit de beaucoup préférer aux salaisons, les conserves de bœuf et de jus de viande (bouillon concentré). Cette viande est savoureuse et succulente, son bouillon est d'un goût agréable; ils renferment l'un et l'autre tous leurs principes nutritifs et ils ont rendu les plus grands services à la fin de la guerre de Crimée. Il en est de même des juliennes-conserves qui devraient entrer dans le régime réglé des troupes en campagne et être données à partie égale avec le riz et les légumes secs. Les végétaux qui les composent sont réduits par la dessication et la compression à un si petit volume, que 25 grammes trempés dans l'eau pendant quelques heures reproduisent 200 grammes de légumes frais et constituent une excellente julienne. Une boîte de ferblanc de la capacité d'un mètre cube peut contenir 25,000 rations, et un fourgon d'artillerie transporter la ration de 100,000 hommes. On a usé abondamment mais, peut-être trop tard, de ces juliennes en Crimée ; elles eussent sans doute prévenu le scorbut chez beaucoup de soldats, si, dès le début de la campagne, on les avait distribuées aussi largement que vers la fin.

Riz. — Le riz a pris une place trop importante dans la nourriture du soldat en campagne. De toutes les céréales, le riz est la plus pauvre en matières azotées, grasses et salines. Il a une valeur nutritive analogue à la pomme de terre qu'il ne saurait pas remplacer, car il ne possède pas, comme cette dernière, les vertus des légumes frais. Le riz est loin d'avoir les mêmes propriétés nutritives que le pain; ce qui le sauve comme denrée militaire, c'est sa facilité de transport et de conservation.

Café. — L'introduction du café dans l'ordinaire de campagne du soldat est certainement l'une des décisions les plus heureuses qu'ait prises la commission des subsistances militaires. Dans les pays chauds, le café est un spécifique contre l'action débilitante des chaleurs. Dans les camps, au feu du bivouac, il facilite la digestion d'un repas composé souvent de salaisons et de légumes secs, il provoque les causeries et les épanchements qui font oublier les privations du moment, entretient les esprits dans une douce exaltation, qui rend les nuits de garde moins longues, la pluie moins pénétrante, la bise moins glaciale, la marche du temps moins uniforme et moins triste. La troupe puise dans sa ration de café du matin un stimulant qui double ses forces pour la route, combat l'action de la chaleur et retarde le moment où la fatigue se fait sentir. Le soldat apprécie lui-même à sa juste valeur ce précieux aliment; il sait bien que la suavité de son arôme n'est pas sa seule qualité et que l'innocente excitation qu'il amène est autrement durable et productive de forces que celle des alcooliques. Une seule recommandation, c'est de faire tremper dans le café pris le matin, une certaine quantité de pain ou de biscuit; le café pris à jeun, quand on n'y joint pas une petite quantité d'aliment solide, peut exciter outre mesure les fonctions de l'estomac et produire un peu de gastralgie.

Tabac. — L'usage du tabac a ses avantages et ses inconvénients; il a été tour à tour vanté outre mesure par certains médecins qui ont voulu en faire un digestif, un préservatif du scorbut, en un mot, une sorte de panacée, et calomnié par d'autres, qui ont vu dans son usage la source de toute espèce de maladies. Son principal mérite à nos yeux est de combattre l'ennui, d'offrir une distraction facile et constante; aussi est-il devenu un indispensable besoin pour le soldat. Chez les bons fumeurs la déperdition de la salive est peu considérable; mais, chez d'autres, elle peut aller jusqu'à rendre la digestion imparfaite et compromettre la nutrition. Il est rare du reste que les fumeurs chez lesquels l'usage abusif du tabac amène cet accident ne se rationnent pas d'eux-mêmes; les digestions redeviennent normales aussitôt qu'ils cessent de fumer avec excès. Nous ne parlons que pour mémoire du cancer de la lèvre, dit cancer des fumeurs, et que l'on a attribué à l'action de la pipe courte dite vulgairement *brûle-gueule*. Cette affection est fort rare; néanmoins on fera bien d'engager le soldat à se servir de pipes dont le tuyau soit assez long pour amener à la bouche une fumée suffisamment refroidie.

Le tabac à chiquer déposé entre l'arcade dentaire et la joue, ramolli par le contact des fluides salivaires ou pressé par un léger effort de succion, cède des principes qui déterminent sur la muqueuse buccale et sur les glandes salivaires une certaine excitation. L'abus de la chique développe outre mesure le réseau vasculaire et les follicules de la langue, et l'âcreté qu'elle communique aux sécrétions buccales attaque l'émail des dents. Le soldat use de la chique surtout dans les circonstances où il ne peut pas fumer ; aussi, malgré les inconvénients que nous avons signalés plus haut, ne peut-on raisonnablement songer à combattre chez lui cette habitude.

Considérations générales sur l'alimentation de l'homme de guerre en campagne. Devoirs du chef. — En examinant, comme nous venons de le faire, les substances nutritives qui composent la ration du soldat, il est aisé de voir, dès l'abord, que l'on est obligé de chercher au dehors de ce régime peu varié un remède à sa monotonie. C'est principalement dans les légumes et dans les condiments qu'on le trouvera. Que le soldat ait aussi abondamment que possible à sa disposition des oignons, des choux, des pommes de terre ; que les ordinaires fassent des sacrifices pour lui en fournir ; qu'il aille lui-même à la recherche des plantes bonnes à manger en salade, doucette, pissenlit, pourpier, que la flore de tous les pays fournit en abondance. Une surveillance incessante doit veiller à sa nourriture ; un grand homme de guerre que sa paternelle sollicitude pour le bien-être de ses subordonnés a fait baptiser par eux du nom de Père, le maréchal Bugeaud, exigeait que les officiers sous ses ordres s'assurassent tous les jours, non-seulement de la qualité de la nourriture de leurs hommes, mais encore de l'état de leur santé.

Le soldat est un grand enfant qui a trop de tendance à négliger de mettre en pratique les conseils de ses supérieurs. Il s'expose aux diverses causes morbides qui l'assaillent avec une indifférence qui ne peut être comparée qu'à l'intrépidité qu'il déploie sur le champ de bataille ; il brave la maladie comme les balles de l'ennemi. Il faut donc le forcer à faire tout ce qui doit contribuer à maintenir sa santé en bon état. Pour cela, il y a bien des moyens à employer ; pour ne citer qu'un exemple, nous rappellerons la manière d'agir de certains officiers qui, en Crimée, pendant l'épidémie de scorbut de 1856, afin d'exciter leurs subordonnés à aller à la recherche du pissenlit, les allèchaient en leur faisant voir d'avance les rations d'ail et d'oignons, d'huile et de vinaigre qui devaient récompenser, à leur retour, tous ceux qui rapporteraient de la salade.

L'état général de santé de la troupe doit être pour le chef un guide certain qui lui fera modifier, suivant les circonstances, le régime de l'ordinaire. Les maladies règnantes, ce que nous appelons la *constitution médicale*, nécessitent certains adjuvants à l'alimentation, en repoussent certains autres. Un exemple : redoutez-vous le choléra? proscrivez les fruits, les salades, les crudités en général; le scorbut est-il imminent? faites tout vos efforts pour en donner à vos hommes.

Scorbut. — Nous répéterons pour cette dernière maladie ce que nous avons déjà dit pour le typhus; l'homme a le pouvoir de prévenir le scorbut en détruisant les causes qui, par leur action, le font subir à l'organisation humaine. Le médecin en chef de l'armée d'Orient, dans son rapport du 22 février 1855, au général en chef, sur le scorbut qui sévissait avec fureur sur l'armée, signale l'immunité complète dont jouissaient quelques régiments, celui des tirailleurs indigènes entre autres, à côté des autres corps ravagés par l'épidémie. Il faut bien admettre que ces hommes, soumis aux mêmes causes de maladies que leurs camarades et les subissant sans y succomber, devaient à d'heureuses modifications dans leur régime la faveur de leur immunité.

De toutes les maladies observées à l'armée d'Orient, il n'en est aucune qui se soit élevée à un chiffre d'invasions aussi considérable que le scorbut; ce chiffre atteint 23,000 invasions ayant passé par les ambulances de Crimée. Le savant médecin en chef de l'armée d'Orient, en discutant, dans ses rapports à l'autorité, toutes les particularités intéressantes de cette profonde modification du sang que l'on appelle scorbut, conclut que la cause efficiente unique de cette maladie est l'absence de végétaux frais dans l'alimentation du soldat. En effet, les périodes les plus intenses de l'épidémie en Crimée coïncidèrent avec les jours les plus chauds de l'été et les jours les plus froids et les plus humides de l'hiver, époques de l'année pendant lesquelles la terre est privée de végétation.

D'autres conditions mauvaises de la vie du soldat contribuent encore à augmenter la gravité du scorbut confirmé, telles que l'usage continué d'une nourriture indigeste, uniforme, insuffisante; le logement dans des abris étroits, peu aérés et peu éclairés; les passions tristes, les fatigues exagérées ; l'usure de la constitution. Les conséquences de l'invasion du scorbut sur nos troupes ont été très-funestes, non pas sous le rapport de la mortalité immédiate à lui attribuer, le scorbut par lui-même ne causait la mort qu'exceptionnellement, mais il préparait la voie aux affections désastreuses qui, en s'y associant, ont donné lieu à une très forte proportion de mortalité. L'influence scorbutique a une autre conséquence fort grave; elle frappe de préférence les soldats les plus anciens et les plus aguerris; peu de corps comptèrent en Crimée autant de scorbutiques que les zouaves et les chasseurs d'Afrique.

Cette épreuve de notre armée par le scorbut renferme d'utiles enseignements et l'on évitera le retour de ce terrible fléau en ordonnant des modifications avantageuses à l'alimentation du soldat en campagne.

SIXIÈME CONFÉRENCE.

De l'asphyxie en général ; par submersion, par strangulation, par suspension, par les gaz impropres a la respiration, par la chaleur, par le froid.

On appelle asphyxie la suspension des phénomènes de la respiration, de la circulation, des fonctions cérébrales et, partant, de toutes les autres fonctions du corps. L'asphyxie se produit chaque fois que les fonctions respiratoires sont suspendues et que le sang, privé de l'oxigène qui lui donne le principe de vie nécessaire à l'excitation et à la nutrition des organes, n'est plus propre à produire et à entretenir l'activité de l'encéphale. Elle peut donc avoir lieu, parce que l'air ne pénètre pas dans les poumons, ou parce que celui qui y pénètre est impropre à la respiration.

On distingue plusieurs variétés d'asphyxie, asphyxie par submersion, asphyxie par strangulation ou par suspension, asphyxie par les gaz impropres à la respiration, asphyxie par la chaleur, asphyxie par le froid.

Asphyxie par submersion. — Les secours à donner

à un noyé sont les suivants : le débarrasser le plus rapidement possible de ses vêtements ; l'exposer dans un lieu sec, au grand air ; l'étendre sur un matelas ou sur une couverture, la tête un peu relevée, le corps légèrement couché sur le côté droit. On se hâtera de le couvrir d'un peignoir en flanelle, à son défaut, d'une couverture de laine préalablement chauffée. On exercera des pressions sur la poitrine et l'abdomen, de manière à remplacer l'ampliation et le resserrement de la poitrine, qui ont lieu dans l'acte de la respiration. Pour cela, on commencera par rapprocher les fausses côtes de la ligne médiane du corps et de la colonne vertébrale, par une pression latérale qui porte à la fois sur les deux côtés ; puis on comprimera l'abdomen d'avant en arrière pour amener l'élévation du diaphragme vers la poitrine ; en agissant ainsi, on donne lieu à une inspiration forcée. On abandonne ensuite les parties à elles-mêmes ; les côtes et le diaphragme reviennent à leur position première, un léger vide se fait dans la cavité pulmonaire et l'air y pénètre par la trachée. En renouvelant pendant un certain temps cette manœuvre, on produit une véritable respiration artificielle ; on doit la mettre en pratique pour toutes les asphyxies.

Pendant que l'on cherche ainsi à faire pénétrer

l'air dans les poumons, on exerce des frictions, soit avec un morceau de grosse flanelle, soit avec un gant de crin, sur la surface du corps, surtout sur la région du cœur et le long de la colonne vertébrale. Il faut, à l'aide d'un pinceau de linge, débarrasser la bouche et les narines des mucosités qui les obstruent et empêchent le passage de l'air, titiller les membranes sensibles des fosses nasales et du gosier avec les barbes d'une longue plume trempée dans l'alcali volatil affaibli. Au bout d'un certain temps, il faut remplacer les frictions sèches par des frictions excitantes, aromatiques ou ammoniacales; se garder, suivant l'ancienne coutume, d'injecter dans l'intestin, soit de la fumée de tabac soit une décoction de cette plante, dont l'action toxique peut détruire promptement ce qui reste de forces vitales; il faut se borner à injecter, soit une solution de sel de cuisine, soit de l'eau légèrement vinaigrée.

On doit bien se garder de chercher à faire boire aucune boisson au noyé, avant que la respiration soit entièrement rétablie; le liquide pénétrerait presque sûrement dans le larynx, au lieu de passer par l'œsophage et complèterait nécessairement l'asphyxie; on se bornera aux stimulants extérieurs et à une application sage et graduelle de la chaleur.

Quand, par l'emploi de ces moyens, la circulation s'est rétablie et que la chaleur s'est développée, on veillera à ce que la réaction ne soit pas trop vive. Pour cela, on pratiquera des embrocations d'huile camphrée, on massera les membres et toutes les parties du corps, on frictionnera le front et le visage avec quelques liqueurs spiritueuses ou aromatiques, comme eau de cologne, vinaigre de toilette, etc. Il sera urgent quelquefois, dans ces circonstances, d'ouvrir la veine du malade ; ce sera l'affaire du médecin, qu'un exprès aura eu le temps de trouver, pendant que l'on pratiquait les manœuvres que nous venons d'indiquer.

Tous ces moyens doivent être employés d'une manière prompte et suivie ; il ne faut pas se désespérer trop vite de rappeler un noyé à la vie. On a sauvé des personnes qui avaient séjourné une demi-heure, une heure, plusieurs heures même hors de l'eau ; il en est chez lesquelles, la circulation ne s'est rétablie qu'au bout de plusieurs heures de soins.

Asphyxie par suspension ou par strangulation. — Dans ce cas, le traitement est le même que le précédent ; on se rappellera seulement qu'après avoir transporté, sans secousse, le corps de l'asphyxié sur un lit, il faut pratiquer des affusions d'eau froide sur la tête et la face, et les faire alterner avec des applications de linges trempés aussi dans de l'eau suffisamment fraîche. Des frictions seront en même temps pratiquées sur le corps, surtout dans le creux des mains et à la plante des pieds.

Asphyxie par les gaz impropres a la respiration. — Dans les asphyxies de ce genre, on placera le malade dans la position assise; on soutiendra sa tête, on lui aspergera tout le corps, le visage surtout, d'eau froide et l'on continuera ces aspersions pendant quelque temps après que l'asphyxié aura donné signe de vie; s'il y a des efforts de vomissement, on le facilitera en titillant l'arrière-gorge avec les barbes d'une plume. Aussitôt que l'asphyxié peut boire, on lui fait avaler un peu d'eau acidulée. On ne négligera pas de pratiquer, si cela est nécessaire, la respiration artificielle, comme nous l'indiquons plus haut.

Asphyxie par la chaleur. — On doit transporter l'asphyxié dans un endroit un peu frais, le débarrasser de ceux de ses vêtements qui peuvent gêner la circulation; faire, en attendant l'arrivée du médecin, des applications d'eau froide sur la tête (La saignée est presque toujours de rigueur). Quand l'asphyxié revient à lui, il faut lui faire boire, par petites gorgées, de l'eau acidulée.

Asphyxie par le froid. — Il est très-important de ne rétablir la chaleur que graduellement. On doit transporter l'asphyxié dans un endroit dont la température ne soit pas plus élevée que celle de l'extérieur, et pour cela, ouvrir portes et fenêtres de l'appartement; il faut enlever au malade ses vêtements, en procédant avec douceur, car la moindre violence pourrait amener une fracture; il faut, pour la même raison, laisser à l'asphyxié l'attitude dans laquelle on l'a trouvé, sans chercher ni à l'étendre ni à le redresser. On plonge le corps dans la neige, on le frictionne avec de l'eau glacée; puis on couvre les membres de compresses d'eau simplement froide; ensuite on le frictionne avec de l'eau un peu attiédie, en ayant soin de diriger ces frictions du centre de l'épigastre vers les extrémités. Quand la souplesse des membres indique que le corps est dégelé, on pratique la respiration artificielle, d'après le procédé que nous avons indiqué plus haut. Quand le corps commence à s'échauffer, il faut l'essuyer avec soin et le placer dans un lit, en ayant soin de ne faire aucun feu dans la pièce, avant que le corps ait retrouvé toute sa chaleur naturelle. Quand le malade peut avaler, on lui fait prendre quelques gorgées de thé additionné d'un peu d'eau-de-vie, le tout à une température à peine tiède. Si l'engourdissement avait peine à se dissiper et s'il y avait imminence de congestion cérébrale, on lui ferait avaler un peu d'eau acidulée, en ayant soin de réagir sur l'intestin, soit avec l'eau salée, soit avec l'eau savonneuse.

Quand la congélation n'a atteint que certaines parties du corps, nez, oreilles, doigts, orteils, il faut procéder comme ci-dessus. On fuira le feu, si l'on veut empêcher la gangrène de la partie congelée. On la frictionnera avec de la neige ou de l'eau froide, jusqu'à ce qu'elle se dégèle ; puis on la couvrira de laine et on ne l'approchera de la source de chaleur que par degrés et lorsqu'elle sera revenue à son état normal.

L'ivresse en hiver est un adjuvant terrible à l'action du froid, même peu intense, et suffit pour amener fort vite l'asphyxie et la mort. Il faudra donc, par les grands froids, éviter de mettre des hommes ivres à la salle de police, sous peine de leur faire courir un danger réel.

SEPTIÈME ET HUITIÈME CONFÉRENCES.

Soins a donner aux blessés en l'absence du médecin. Blessures simples. Plaies par arme a feu en seton; pansement. Plaies par instrument tranchant : de la main, du bras, du cou; plaie large, en travers d'un membre, près d'une articulation. Hémorrhagies, veineuse, artérielle. Compression de l'artère, brachiale, crurale. Mouchoirs a noeuds, en pelote. Précautions.

Fractures. Diagnostic. Premiers soins. Manoeuvres a pratiquer. Oreiller, coussin improvisé. Planchette, Attelles. Soins a donner quand on ne peut se procurer ni planchette ni attelles. Bras, cuisse, ou jambe.

Manoeuvres pour déposer le blessé sur le brancard, brancard improvisé.

Fractures des os du crane, de la clavicule.

La gravité des blessures varie suivant la région atteinte, la nature, la forme et la profondeur de pénétration de l'instrument vulnérant, la force du coup porté; enfin, suivant les organes sur lesquels siègent les désordres occasionnés par la cause traumatique. Procédant du simple au composé, nous examinerons d'abord les soins à donner à une plaie qui n'intéresse que les parties molles (peau et muscles); puis à cette même plaie compliquée d'hémorrhagie ; enfin, nous exposerons les soins que réclame un blessé atteint de fracture, en insistant sur les moyens à employer pour improviser, en l'absence du médecin, un pansement et un appareil de transport, quand on n'a à sa disposition ni cantine, ni sac d'ambulance, ni cacolet-litière, ni brancard.

PLAIES D'ARME A FEU, SIMPLE, EN SETON; PANSEMENT. — Un homme vient de recevoir un coup de feu, nous supposons le cas le plus simple ; la balle a produit au bras une plaie en séton, ni l'os ni l'artère ne sont lésés, il n'y a ni fracture ni hémorrhagie. Si l'on ne peut ni découdre, ni couper la manche qui recouvre le membre blessé, on enlève aussi délicatement que possible le vêtement, en commençant par le retirer du côté sain, puis on lave doucement les plaies, que l'on débarrasse des caillots sanguins et des corps étrangers, comme débris de vêtements, de bourre, etc., qui peuvent séjourner sur les bords des plaies ; on ne se livrera à aucune investigation dans le trajet de la blessure ; ces manœuvres exigent une main sûre et exercée et l'on attendra pour cela l'arrivée du médecin, en ayant soin de se contenter de recouvrir les plaies d'un linge plié en plusieurs doubles et imbibé d'eau fraîche. Inutile de dire que le bras doit être mis en écharpe au moyen d'une cravate ou d'un ou de deux mouchoirs.

Si la balle a pénétré dans le bras et qu'elle ne soit pas sortie du côté opposé, on aura grand soin, en déshabillant le blessé, de bien remarquer si le projectile n'est pas resté dans les vêtements. En effet, quelquefois ceux-ci sont refoulés par la balle, et pénètrent avec elle dans la plaie, en faisant *doigt de gant*. En avertissant immédiatement le médecin de cette particularité, on épargne au patient des investigations toujours douloureuses et qui, parfois, peuvent entraîner quelque danger.

Plaies par instrument tranchant : de la main, du bras, du cou, large, en travers d'un membre, au voisinage d'une articulation. — Si l'on a à soigner une plaie par instrument tranchant, comme coup de sabre, de hache, de couteau, de faux, etc., on réunit immédiatement les bords de la plaie avec la main et l'on place ensuite le blessé dans une position telle que ces bords aient le moins de tendance possible à rester béants. *Exemples :* si la plaie est dans la paume de la main, maintenez celle-ci fermée ; si elle se trouve à la face dorsale, maintenez-la ouverte ; si elle siège du côté du pli du bras, ployez celui-ci ; maintenez-le au contraire dans l'extension, si la plaie est au coude ;

si c'est le cou qui est le siège d'une plaie, inclinez la tête du côté blessé. Couvrez la plaie d'un morceau de linge propre imbibé d'eau fraîche, en attendant l'arrivée du médecin; celui-ci pratiquera la réunion, qu'il assurera par des moyens chirurgicaux, et continuera probablement l'application du topique simple et bienfaisant que vous aviez employé avant son arrivée. Si la plaie est fort large, si elle siège en travers d'un membre, on ne fera pas mal de maintenir provisoirement les lèvres de la plaie réunies avec les doigts, afin d'empêcher l'air ou des corps étrangers d'y pénétrer. Cette bonne et sage précaution devrait surtout être prise pour des blessures qui siègeraient au voisinage de grandes articulations et qui en seraient assez rapprochées, pour pouvoir faire appréhender que celles-ci fussent lésées.

HÉMORRHAGIES, VEINEUSE, ARTÉRIELLE. COMPRESSION DIGITALE, TAMPONNEMENT. COMPRESSION DE L'ARTÈRE, MOUCHOIR A NOEUDS, EN PELOTE. PRÉCAUTIONS. — Supposons maintenant que la plaie soit compliquée d'hémorrhagie ; l'écoulement du sang peut être faible, modéré ou abondant ; tenir, soit à la section des vaisseaux capillaires, soit à la section d'une veine, soit à une lésion artérielle. Dans le premier cas, l'hémorrhagie à lieu en nappe, comme dans le second cas aussi, si la veine lésée n'est que de médiocre volume. Quand une grosse veine est coupée, le jet du sang est continu et le sang est noir ; quand l'hémorrhagie est produite par la section d'une artère, le jet est saccadé, isochrone aux pulsations du cœur, le sang est rouge vif, rutilant.

Quand l'écoulement du sang est modéré et que sa couleur annonce qu'il vient d'une veine, il ne faut pas se hâter de l'arrêter, surtout si la plaie est contuse, large et profonde, dans lequel cas une perte de sang modérée ne peut être que profitable à l'état général du blessé et à la marche future de la plaie. La simple compression digitale continuée quelques moments suffira, du reste, presque toujours pour vaincre les hémorrhagies veineuses.

Si l'hémorrhagie est produite par la lésion d'une artère, et que son abondance soit telle qu'elle puisse mettre plus ou moins promptement en danger les jours du blessé, on réussit toujours à l'arrêter, en mettant un ou plusieurs doigts sur l'endroit d'où jaillit le sang. Les doigts font office de bouchons ou de tampons, et doivent rester appliqués jusqu'à ce que l'on ait à sa portée des substances qui puissent les remplacer. L'éponge, la charpie, le coton, l'étoupe, le vieux linge, l'amadou, la toile d'araignée, le papier mâché, la mousse même peuvent servir à tamponner une plaie. Pour que le tamponnement soit bien fait, et qu'il soit efficace, il faut commencer par nettoyer la plaie des caillots sanguins et des corps étrangers qu'elle peut contenir, voir au fond ou sur le trajet de la solution de continuité, de quel côté vient le sang et appliquer directement sur le point où il émerge le tampon qui doit reposer sur la partie lésée de l'artère. On maintient ensuite avec la main les substances dont on a bourré la plaie, on s'assure que l'écoulement du sang est arrêté, on applique par dessus les substances compressives un mouchoir plié en plusieurs doubles, que l'on maintient par un tour de bande, ou, mieux encore, par un mouchoir plié et noué en cravate autour du membre blessé. Si, par ce moyen, on ne parvient pas à arrêter l'écoulement du sang, il faut revenir à la compression digitale et la continuer jusqu'à l'arrivée du médecin; ou bien aller à la recherche de l'artère au dessus de la blessure; on en sentira aisément les battements, en palpant la partie interne du membre; l'artère crurale devra être comprimée à la partie supérieure de la cuisse, immédiatement au-dessous de l'aîne; on la trouvera en palpant avec attention à la jonction du tiers interne avec les deux tiers externes du membre. Dans tous les cas, pour obtenir la cessation de l'hémorrhagie, il faut que le calibre du vaisseau soit complètement effacé par la compression; c'est-à-dire que les parois internes de l'artère se trouvent en contact par son aplatissement. Pour réussir, le moyen le plus expéditif consiste dans l'application d'un mouchoir plié en cravate et au milieu duquel on a fait deux ou trois nœuds placés les uns au dessus des autres et bien serrés. Ces nœuds seront appliqués sur le lieu même ou l'on sent les battements de l'artère que l'on veut aplatir. On les fixe solidement à cet endroit, en nouant par dessus les deux bouts de la cravate qui entoure le membre. On peut encore rouler un mouchoir en pelote, l'appliquer sur l'artère et nouer solidement par dessus un autre mouchoir plié en cravate. Quand la compression est efficace, l'hémorrhagie est suspendue et l'on ne sent plus battre le pouls à l'extrémité du membre.

La tranquillité la plus absolue est indispensable au blessé une fois le sang arrêté. Qu'on ne se hâte pas de déranger l'appareil; qu'on le resserre au besoin s'il se relâche; qu'on ne le relâche que dans le cas où la douleur ou le gonflement du membre paraîtraient y obliger. Dans ce dernier cas, qu'on ne perde pas de vue le blessé, de manière à ce que l'on puisse lui porter immédiatement secours, si l'hémorrhagie se renouvelle. Qu'on se garde de lui faire avaler des liqueurs spiritueuses; qu'on lui donne simplement quelques boissons rafraîchissantes.

FRACTURES. — Quand un membre est atteint de fracture, il est de la plus haute importance que les personnes qui portent les premiers secours au blessé, agissent avec les plus grandes précautions. En effet, la moindre manœuvre imprudente produit des douleurs excessivement vives et suffit pour amener des déplacements qui peuvent aggraver la position du blessé.

En général, une fracture est chose facile à reconnaître; il y a presque toujours déplacement, déviation, déformation du membre; le patient ne peut remuer la partie blessée; il a souvent entendu au moment de l'accident le craquement produit par le bris de l'os.

Quand l'on croit avoir affaire à une fracture, il faut immédiatement mettre le membre cassé dans une bonne position et faire en sorte de l'y maintenir sans qu'il se dérange et sans qu'il vacille. Quand le membre paraît tout à fait déformé, tordu, ou que la fracture est compliquée d'écoulement de sang, on enlève au blessé ses vêtements, que l'on découd, ou que l'on coupe sur place avec des ciseaux. Le membre étant à nu, après avoir reconnu son état, on essaie tout d'abord de lui rendre sa conformation naturelle ; pour cela, on tâche de l'étendre en tirant dessus dans la direction de son axe normal. On avise ensuite à le placer convenablement, de manière à lui faire conserver la bonne direction qu'on vient de lui donner. Ce qu'il y a de plus commode à employer en pareil cas, c'est un oreiller assez long dans lequel le membre se creuse une gouttière et repose mollement, ayant la partie postérieure et les deux côtés bien maintenus. Il est rare, dans les conditions où nous nous supposons placés, que l'on ait cet oreiller à sa disposition ; il faut donc en improviser un, et chercher à le remplacer par quelque chose d'approchant. On trouve toujours un sac, une chemise, deux mouchoirs, etc., que l'on remplit de crin, de laine, de coton, ou, à leur défaut, de foin, de feuilles sèches, de paille, de mousse. Une fois le coussin confectionné, on y étend le membre et on l'y fixe en appuyant légèrement la main, afin d'éviter les dérangements douloureux produits par les mouvements ou les spasmes du blessé. Ceci suffit, quand l'on peut attendre sur le lieu même de l'accident l'arrivée du médecin ; mais quand le blessé doit être transporté plus loin, qu'il est très-agité, qu'il a des convulsions, quand les fragments ont une grande tendance au déplacement, il faut chercher le moyen de mieux assujettir les extrémités de l'os rompu et de rendre au membre brisé une partie au moins de la solidité que l'accident lui a fait perdre. Le moyen le plus simple d'arriver à ce but est d'attacher le membre au sac ou au coussin sur lequel il repose, au moyen de deux ou trois mouchoirs pliés en cravate. Pour donner plus de solidité à ce petit appareil, on peut placer une planchette sur le coussin et deux petites attelles sur les deux côtés du membre fracturé. Deux bouts de bâton, deux rouleaux de jonc ou de paille, deux morceaux de carton, de cuir, d'écorce peuvent servir dans ce but. Il faut avoir soin que ces attelles ne soient pas assez serrées contre le membre pour le blesser ou le meurtrir, et il doit toujours y avoir une quantité suffisante de substances douces et moëlleuses, coton, laine, crin, entre elles et la peau.

On peut encore faire reposer le membre placé dans une bonne direction sur une large pièce de linge assez longue pour dépasser un peu le membre en haut et en bas. On enveloppe les deux attelles dans les deux parties latérales libres du linge, de manière à ce qu'elles viennent s'appliquer sur les deux côtés du membre; puis, on les fixe en les y appuyant modérément et l'on assure la solidité de ce bandage au moyen de quelques mouchoirs en cravate, qui entourent à différentes hauteurs le membre brisé.

Mais il peut arriver que l'on n'ait à sa disposition ni coussin ni attelles. Dans ce cas, si l'on a affaire à une fracture de bras, on commence par mettre l'avant-bras en écharpe, puis on attache le bras au corps même en l'y appuyant, au moyen d'un second mouchoir déployé largement sur la partie externe du bras et qui, entourant la poitrine, va s'attacher par ses deux bouts au côté opposé du malade. Le côté contre lequel on serre le bras cassé forme un point d'appui qui empêche les douleurs et les conséquences graves qu'entraînerait le vacillement du membre blessé.

Si c'est le membre inférieur, cuisse ou jambe, qui est brisé, on lie ensemble et en plusieurs endroits le membre fracturé à celui qui est sain; celui-ci, dans ce cas, fait fonction d'attelle et, s'il ne maintient pas l'autre dans une très-bonne position, il en empêche du moins le ballottement.

Si l'on a un brancard à sa disposition, on y dépose le blessé de la manière suivante, qui est la plus commode pour le patient. Le blessé passant ses bras autour du cou d'un homme vigoureux, celui-ci le saisit à bras le corps, tandis que deux autres hommes maintiennent, l'un le bassin, l'autre le membre sain et, que la personne qui remplace le médecin, dirigeant les mouvements simultanés de ses aides, se charge elle-même du membre brisé. Le blessé étant ainsi soulevé, le brancard est glissé au-dessous de lui, de manière qu'il soit facile de l'y poser.

Quand on n'a pas de brancard à sa disposition, il faut tâcher d'en improviser un. Deux perches, deux branches d'arbre reliées entre elles par deux bâtons serviront à former le cadre, dont le fond sera fourni par une toile de tente-abri. On pourra enrouler les perches dans les deux côtés de la toile et assujettir celle-ci, suivant la largeur que l'on voudra donner au brancard.

On pourra encore réunir par une couture les deux côtés de la toile-tente, remplacer les perches par deux fusils que l'on introduira de chaque côté ; ces deux fusils seront reliés du côté de la crosse et du côté de l'extrémité du canon par deux montants de tente (1), que l'on maintiendra réunis aux fusils par quatre mouchoirs tordus et noués. Dans ce dernier cas, on pourra introduire dans le double de la toile du foin ou de la paille qui offriront au blessé un plan aussi mou qu'un matelas ou qu'une paillasse.

Nous avons indiqué la position à donner au membre fracturé, il ne faut pas oublier d'appli-

(1) Ou par deux autres fusils qui permettront d'établir quatre porteurs pour le transport du brancard improvisé.

quer sur le lieu même de la fracture un ou deux mouchoirs bien imbibés d'eau fraîche, application que l'on renouvelle de temps à autre.

Dans le cas de fracture du crâne, fracture de toutes la plus dangereuse, on se contentera d'appliquer sur la tête des compresses d'eau froide en ayant soin de la maintenir relevée et découverte.

Pour la fracture de la clavicule on mettra l'avant-bras en écharpe et on maintiendra le bras appuyé contre la poitrine par un mouchoir. Ce sera le même appareil que celui que nous avons déjà indiqué plus haut pour la fracture du bras.

TABLE

PREMIÈRE CONFÉRENCE.

DEUXIÈME CONFÉRENCE.

TROISIÈME ET QUATRIÈME CONFÉRENCES.

CINQUIÈME CONFÉRENCE.

SIXIÈME CONFÉRENCE.

SEPTIÈME ET HUITIÈME CONFÉRENCES.

FIN DE LA TABLE.

www.ingramcontent.com/pod-product-compliance
Ingram Content Group UK Ltd.
Pitfield, Milton Keynes, MK11 3LW, UK
UKHW012045240726
13965UKWH00003B/1048

9 782013 070287